Aandoeningen van het bewegingsapparaat
in de algemene praktijk

Aandoeningen van het bewegingsapparaat

in de algemene praktijk

Dr. A.N. de Wolf en J.M.A. Mens

Bohn Stafleu van Loghum
Houten 1995

© 1995 Bohn Stafleu van Loghum, Houten
Alle rechten voorbehouden. Niets uit deze uitgave mag worden verveelvoudigd, opgeslagen in een geautomatiseerd gegevensbestand, of openbaar gemaakt, in enige vorm of op enige wijze, hetzij elektronisch, mechanisch, door fotokopieën, opnamen, of enig andere manier, zonder voorafgaande schriftelijke toestemming van de uitgever.
Voorzover het maken van kopieën uit deze uitgave is toegestaan op grond van artikel 16b Auteurswet 1912 j° het Besluit van 20 juni 1974, Stb. 351, zoals gewijzigd bij Besluit van 23 augustus 1985, Stb. 471 en artikel 17 Auteurswet 1912, dient men de daarvoor wettelijk verschuldigde vergoedingen te voldoen aan de Stichting Reprorecht (Postbus 3060, 2130 KB Hoofddorp). Voor het overnemen van (een) gedeelte(n) uit deze uitgave in bloemlezingen, readers en andere compilatiewerken (artikel 16 Auteurswet 1912) dient men zich tot de uitgever te wenden.

ISBN 90 313 1572 9
NUR 870-894

Illustraties: A.N. de Wolf

Eerste druk 1995
Eerste druk, tweede oplage 1996
Eerste druk, derde oplage 2000
Eerste druk, vierde oplage 2004
Eerste druk, vijfde oplage 2005

Bohn Stafleu van Loghum
Het Spoor 2
3994 AK Houten

Voor België:
Standaard uitgeverij
Belgiëlei 147a
2018 Antwerpen

www.bsl.nl

Inhoud

	Voorwoord	7
1	Algemene diagnostiek van gewrichtsklachten	9
2	Arthritis	19
3	Artrose	43
4	Aandoeningen van de weke delen	65
5	Algemene therapeutische richtlijnen	75
6	Injecties met lokaal-anaesthetica en corticosteroïden	81
7	De techniek van intra- en periarticulaire injecties	93
	Register	143
	Personalia van de auteurs	145

Voorwoord

Aandoeningen van het bewegingsapparaat komen in de algemene praktijk veel voor, terwijl de medische basisopleiding op dit terrein nog steeds te kort schiet. Zowel de medische basisopleiding als de literatuur op het gebied van het bewegingsapparaat is grotendeels gebaseerd op de specialistische geneeskunde. Dit boek is vooral bedoeld als praktische handleiding voor het dagelijkse spreekuur van huisartsen, bedrijfsartsen, verzekeringsgeneeskundigen en sportartsen, maar ook specialisten en assistenten in opleiding kunnen er hun voordeel mee doen. De nadruk ligt op in de algemene praktijk veel voorkomende aandoeningen, vroege diagnostiek en preventie, tijdige onderkenning van alarmsymptomen ('pluis' of 'niet pluis') en op datgene wat binnen de eerste lijn aan diagnostiek en therapie kan worden bedreven. Het boek is een vervolg op *Onderzoek van het bewegingsapparaat; fysische diagnostiek in de algemene praktijk*, waarin de principes van het lichamelijk onderzoek bij patiënten met klachten van het bewegingsapparaat uitgebreid aan de orde komen.

De theoretische en praktische overwegingen waarop wij ons handelen in de dagelijkse praktijk baseren, zijn lang niet altijd gestaafd door resultaten van wetenschappelijk onderzoek. Wij zijn ook niet in de positie om daarin op korte termijn verandering te brengen. Toch wilden wij die overwegingen in dit boek vermelden. Definities van door ons gehanteerde begrippen komen niet altijd overeen met definities die door anderen worden gegeven. Ter wille van de duidelijkheid hebben wij een aantal statements (beweringen en definities die voor discussie vatbaar zijn) in een kader vermeld. Men kan deze statements gebruiken als vuistregels voor het praktisch handelen. De meer kritisch ingestelde lezer kan hierin echter ook een bron vinden voor het uitwerken van onderzoeksvragen.

Hoofdstuk 1 is gewijd aan de algemene diagnostiek van gewrichtsklachten. Het is een korte samenvatting van wat over dit onderwerp in *Onderzoek van het bewegingsapparaat* is besproken. Daarna worden twee hoofdstukken gewijd aan de voornaamste categorieën gewrichtsaandoeningen: arthritis en artrose. Alleen in hoofdstuk 3 (artrose) hadden wij behoefte aan het gebruik van casuïstiek, in verband met de onorthodoxe manier waarop wij de begrippen 'ongecompliceerde artrose' en 'artrose met complicaties' hebben geïntroduceerd.

Vervolgens wordt hoofdstuk 4 gewijd aan de aandoeningen van de weke delen. Daarbij komen alleen de aandoeningen in en rond perifere gewrichten aan de orde. De (differentiële) diagnostiek van nek- en rugklachten is besproken in *Onderzoek van het bewegingsapparaat*. Wat de behandeling van nek- en rugklachten betreft, hebben wij nauwelijks iets toe te voegen aan hetgeen anderen daarover hebben gepubliceerd. Zoals bekend heeft de arts hierbij in therapeutisch opzicht weinig te bieden. Alleen de caudale epidurale injectie vormt een wat minder bekend alternatief; deze wordt in hoofdstuk 7 beschreven. Hoofdstuk 5, gewijd aan algemene therapeutische principes, wordt gevolgd door een afzonderlijk hoofdstuk over de behandeling door middel van injecties (hoofdstuk 6). Het laatste hoofdstuk (hoofdstuk 7) vormt, als een soort 'kookboek', een puntsgewijze handleiding voor de praktische toepassing van intra- en periarticulaire injecties.

Mogelijk wordt de indruk gewekt dat wij ongenuanceerde voorstanders zijn van de toepassing van injecties met corticosteroïden. Wij zien corticosteroïd injecties niet als eerste therapiekeuze bij patiënten in de eerste lijn met recente gewrichtsklachten. Aangezien wij echter inmiddels zeer ruime praktische ervaring hebben opgedaan met deze vorm van behandelen, leek ons een zo uitvoerige bespreking van de injectietherapie gewenst.

Wij danken collega dr. H.J. Bernelot Moens, reumatoloog, en collega C.P. Vroege, orthopedisch chirurg, voor het kritisch doorlezen van het manuscript en voor hun waardevolle opmerkingen en aanvullingen.

Literatuur:
Wolf AN de. Onderzoek van het bewegingsapparaat; fysische diagnostiek in de algemene praktijk (2e druk). Houten: Bohn Stafleu Van Loghum, 1990.

1
Algemene diagnostiek van gewrichtsklachten

1.1	Anamnese	9
1.2	Inspectie	11
1.3	Palpatie	11
1.4	Functieonderzoek	12
1.5	Interpretatie van het functieonderzoek	14
1.5.1	Bewegingsbeperking: capsulair patroon en niet-capsulair patroon	14
1.5.2	Painful arc	16
1.5.3	Pijn bij maximale passieve bewegingen	16
1.5.4	Weerstandstests	16

1.1 Anamnese

Bij aandoeningen van het bewegingsapparaat zijn de meest voorkomende klachten pijn, stijfheid, krachtvermindering en sensibiliteitsstoornissen (hyperesthesie, paresthesieën, hyp(o-)esthesie, anesthesie).

Pijn
De pijn is bij verschillende aandoeningen vaak ongeveer hetzelfde van karakter en wordt dan veelal als zeurend, borend of knagend beschreven. Meestal geeft de patiënt aan de pijn 'in de diepte' te voelen. Soms heeft de pijnklacht andere, bijzondere kenmerken: brandende pijn (al of niet in combinatie met sensibiliteitsstoornissen) bij perifere compressieneuropathieën, of stekende pijn met felle pijnscheuten, waarbij de spieren het even laten afweten. De patiënt laat op dat moment iets uit de handen vallen of zakt door het been. Dit soort klachten komt onder andere voor bij dérangement interne en bij instabiliteit van een gewricht.

Overige klachten
Wanneer de patiënt vertelt bepaalde bewegingen niet of moeilijk te kunnen uitvoeren, kan dat het gevolg zijn van de pijn, van een (articulaire) bewegingsbeperking of van spierzwakte. De anamnese helpt ons daarbij vaak niet veel verder; het lichamelijk onderzoek moet dan uitsluitsel geven. Niet zelden is

er sprake van een combinatie van factoren, zoals pijn én bewegingsbeperking. Ook verminderde kracht is soms alleen maar het gevolg van de pijn die bij de desbetreffende poging tot bewegen ontstaat. Zelfs bij een nauwkeurig lichamelijk onderzoek zijn de verschillende aspecten niet altijd van elkaar te onderscheiden.

Begin en verloop van de klachten
Het kan voor de diagnose van groot belang zijn te weten waardoor de klacht voor het eerst is ontstaan. Soms is een trauma de oorzaak, in een ander geval incidentele of chronische overmatige belasting van het betreffende lichaamsdeel. Het is niet steeds eenvoudig een rechtstreeks verband aan te tonen tussen een trauma of 'overbelasting' enerzijds en de klacht van de patiënt anderzijds. Dat verband wordt nogal eens te gemakkelijk aangenomen. Hoe korter het interval tussen de vermeende oorzaak en het begin van de klacht, des te waarschijnlijker wordt het causale verband. Wanneer er geruime tijd is verlopen voordat de klachten zijn ontstaan, wordt het heel twijfelachtig.
Hetzelfde geldt voor het optreden van een unilaterale klacht na symmetrische (over)belasting. Wanneer iemand na een lange wandeling een pijnlijke, gezwollen linker knie heeft, kan de wandeling niet de enige oorzaak zijn geweest: de rechter knie werd immers even veel belast. Veel klachten van het bewegingsapparaat ontstaan overigens zonder duidelijk aanwijsbare oorzaak.

> **Wanneer meer dan 48 uur is verlopen tussen een trauma of overbelasting enerzijds en het ontstaan van een klacht van het bewegingsapparaat anderzijds, is een oorzakelijk verband niet waarschijnlijk.**

De klachten kunnen constant aanwezig zijn, maar ook in de loop van de tijd toe- of afnemen. Ook komen intermitterende klachten voor: aanvallen, afgewisseld met klachtenvrije intervallen. Sommige aandoeningen hebben een heel kenmerkend verloop.

Provocerende momenten
Wanneer de klachten er eenmaal zijn, kunnen bepaalde houdingen of bewegingen de klachten doen toe- of afnemen. Dat hoeft met de oorzaak van de aandoening niets te maken te hebben. Wanneer iemand door het witten van een plafond een tenniselleboog heeft opgelopen, zal tennissen in veel gevallen niet meer mogelijk zijn. Het tennissen is echter niet de oorzaak van de klachten geweest; van een ander racket of een verbetering van de tennistechniek hoeft dan ook geen therapeutisch effect te worden verwacht.

1.2 Inspectie

Na de anamnese volgt het lichamelijk onderzoek, dat begint met de inspectie. Behalve in rust kan de patiënt ook worden geïnspecteerd tijdens bewegen (lopen, ontkleden, enz.). We letten op de stand van het aangedane lichaamsdeel en ook op de stand van de rest van het lichaam. Dat laatste geldt vooral bij klachten van de wervelkolom en de onderste extremiteit. Hierbij moet worden aangetekend dat een volmaakte lichaamssymmetrie een grote zeldzaamheid is. Aan een lichte asymmetrie, die dikwijls samenhangt met een geringe scoliose, behoeft nauwelijks aandacht te worden besteed.

> Een scoliose heeft voor het opsporen van de oorzaak van pijnklachten in het bewegingsapparaat geen betekenis.

Verder letten wij op de aanwezigheid van roodheid, abnormale zwelling en spieratrofie. Roodheid rondom een gewricht duidt altijd op een specifieke ontsteking, zoals een bacteriële infectie of jicht. Nadere diagnostiek is dan steeds geïndiceerd. Zwelling kan berusten op intra-articulair vocht (hydrops, haemarthros), kapselverdikking en/of oedeem.

> Roodheid van een gewricht is een alarmsignaal en noodzaakt meestal tot een (spoed)verwijzing naar een specialist.

1.3 Palpatie

Palpatie dient uitsluitend ter beoordeling van de huidtemperatuur en de aard van een eventuele zwelling (oedeem, hydrops, kapselverdikking), niet om drukpijn vast te stellen.

Warmte
Warmte wordt, evenals roodheid, veroorzaakt door hyperemie. Een verhoogde temperatuur van een gewricht is het best te voelen met de handrug. De intra-articulaire temperatuur is normaliter enkele graden lager dan de algemene lichaamstemperatuur. Bij een gezonde knie is gemakkelijk te voelen dat de huidtemperatuur van boven- en onderbeen hoger is dan rond het gewricht.

Zwelling
Zwelling van een gewricht kan berusten op intra-articulaire vochtophoping of verdikking van het kapsel. De aanwezigheid van intra-articulair vocht is uitwendig soms vast te stellen aan de hand van fluctuatie, of doordat de vloei-

stof zich zichtbaar verplaatst bij bepaalde manoeuvres. Kapselzwelling is door middel van palpatie uitsluitend vast te stellen op plaatsen waar het gewricht niet is bedekt met pezen of spieren. Bij de meeste scharniergewrichten kan dat aan weerszijden van de strekpees(pezen). Bij een gezonde, gebogen knie zijn mediaal en lateraal naast de patella het onderliggende bot en het gewrichtskraakbeen van de femurcondylen goed te palperen. Behalve de huid bevindt zich daar alleen het kapsel tussen de palperende vinger en de harde onderlaag. Een (lichte) kapselverdikking verraadt zich doordat deze harde onderlaag moeilijker te voelen is. Op dezelfde manier kan de gewrichtsspleet van vinger- en teengewrichtjes worden beoordeeld. Bij de elleboog is de gewrichtsspleet tussen de laterale humeruscondylus en het radiuskopje juist lateraal van de ulna te voelen. Bij diep gelegen gewrichten, zoals de schouder en de heup, zijn deze afwijkingen niet door middel van inspectie of palpatie vast te stellen. (Met behulp van echografie lukt het dan soms wel.)

Drukpijn
Drukpijn is een misleidend fenomeen. Zelden bevindt de oorzaak van de klacht zich op de plaats die door de patiënt als (meest) drukpijnlijk wordt aangegeven. In *Onderzoek van het bewegingsapparaat* wordt nader ingegaan op dit fenomeen (referred pain). Slechts in enkele gevallen levert palpatie naar drukpijn enige bruikbare informatie op. Het verdient daarom aanbeveling het palperen naar drukpijnlijke plaatsen zoveel mogelijk achterwege te laten, of pas in laatste instantie toe te passen.

> **Drukpijn geeft zelden betrouwbare informatie over de lokalisatie van een letsel. Palpatie naar drukpijn dient dan ook zoveel mogelijk achterwege te blijven.**

1.4 Functieonderzoek

De functie van gewrichten en omgevende structuren kan goed worden beoordeeld door middel van actieve en passieve bewegingen, aangevuld met weerstandstests. Bij actieve bewegingen zijn vele structuren tegelijk betrokken. Eventuele afwijkingen (bewegingsbeperking, pijn, afwijkend bewegingsritme) wijzen dan ook niet altijd direct in de richting van een bepaalde aandoening. Actieve bewegingen leveren niet meer dan globale informatie op en worden daarom slechts in beperkte mate bij het functieonderzoek toegepast.

Veel betrouwbaarder zijn de passieve bewegingen, mits deze voldoende zorgvuldig worden uitgevoerd. Dat wil zeggen: volledig en zo selectief mogelijk. De handvatting wordt zodanig gekozen dat alleen het te onderzoeken gewricht wordt bewogen. De beweging wordt vervolgens doorgezet tot in de werkelijke eindstand: verder bewegen lukt niet, hetzij doordat gewrichtskapsel en ligamenten maximaal gerekt zijn, hetzij als gevolg van pijn. Bij de beoordeling van passieve bewegingen speelt het 'eindgevoel' een heel belangrijke rol. Zo kan een goed getrainde onderzoeker bijvoorbeeld zelf voelen of de beweging door de pijn wordt tegengehouden (spierverzet, défense musculaire) of dat de maximale rekbaarheid van ligamentaire structuren is bereikt.

Zowel de bewegingsuitslag als het 'eindgevoel' kunnen alleen goed worden beoordeeld, wanneer ze worden vergeleken met het gewricht aan de andere (gezonde) zijde. Bij patiënten met een dubbelzijdige aandoening of bij patiënten die een extremiteit missen, laat deze meest geschikte gouden standaard ons in de steek. Wij zijn dan genoodzaakt de bewegingen te beoordelen aan de hand van onze klinische ervaring: hoeveel beweging verwachten wij bij een man of vrouw van deze leeftijd? Die beoordeling is aanzienlijk minder betrouwbaar.

> **De beweeglijkheid van een gewricht kan het best worden beoordeeld door vergelijking met hetzelfde gewricht aan de gezonde zijde (mits dat gewricht gezond is). Unilateraal gewrichtsonderzoek kan tot een onjuiste diagnose leiden.**

Isometrisch uitgevoerde weerstandstests
Naast actieve en passieve bewegingen maken wij gebruik van *isometrisch* uitgevoerde weerstandstests: we vragen de patiënt een bepaalde beweging zo krachtig mogelijk in te zetten en wij leveren tegelijkertijd zoveel tegendruk dat er in het betreffende gewricht geen (of in elk geval zo weinig mogelijk) beweging ontstaat. In het verleden werd aan isometrische weerstandstests een belangrijke diagnostische waarde toegekend: een pijnlijke weerstandstest zou wijzen op een letsel van de aangespannen spier(en) of pees(pezen). In de praktijk blijkt dat lang niet altijd het geval. In de eerste plaats hechten spieren en pezen zich niet alleen aan het bot, maar soms ook aan het gewrichtskapsel, aan een fascie, of bij de knie bijvoorbeeld aan de menisci. Weerstandstests kunnen dan ook pijn veroorzaken wanneer een van deze structuren beschadigd is. Bovendien ontstaat er zelfs bij heel nauwkeurig isometrisch uitgevoerde weerstandstests vaak enige beweging in het gewricht, waardoor zelfs een articulaire aandoening toch pijn bij een weerstandstest kan veroorzaken. Pijn bij het aanspannen van de m. pectoralis major (adductie tegen weerstand) is zelfs heel kenmerkend voor een aandoening van het acromioclaviculaire gewricht, aangezien deze spier de clavicula ten opzichte van het acromion naar caudaal trekt.

De systematiek van het functieonderzoek van de verschillende gewrichten staat uitgebreid beschreven in *Onderzoek van het bewegingsapparaat*.

1.5 Interpretatie van het functieonderzoek

Bij de interpretatie van het functieonderzoek spelen zowel de normale als de afwijkende gegevens een rol. Zo is voor het stellen van de diagnose tenniselleboog een vereiste dat dorsaalflexie van de pols tegen weerstand pijnlijk is. Bestaat er bovendien bijvoorbeeld een beperking van de elleboogflexie, of is palmairflexie van de pols tegen weerstand ook pijnlijk, dan mag de diagnose tenniselleboog niet worden gesteld. Vooral voor de arts die niet geroutineerd is in het gewrichtsonderzoek, is het interpreteren van de vele gegevens uit anamnese, inspectie, palpatie en functieonderzoek niet eenvoudig. Zonder te willen pretenderen alle diagnostische problemen te kunnen oplossen, geven wij hierna enkele richtlijnen.

1.5.1 Bewegingsbeperking: capsulair patroon en niet-capsulair patroon

De meest objectieve afwijking die bij het functieonderzoek kan worden gevonden, is een bewegingsbeperking. Een bewegingsuitslag is bijvoorbeeld meetbaar (uit te drukken in graden) en kan worden vergeleken met het gewricht aan de gezonde zijde. Wanneer de passieve bewegingen zorgvuldig, dat wil zeggen volledig en selectief worden uitgevoerd, kan zelfs een geringe bewegingsbeperking worden opgespoord.

Aandoeningen van het hele gewricht geven aanleiding tot een vaste volgorde van bewegingsbeperking, waarbij een beweging in de ene richting meer beperkt is dan een beweging in een andere richting. We spreken dan van het 'capsulaire patroon' van dat gewricht. Bij aandoeningen zoals arthritis, artrose en capsulitis is dat patroon van de bewegingsbeperking steeds hetzelfde, ongeacht de ernst van die beperking. De volgorde is bij de schouder anders dan bij de heup en bij de pols anders dan bij de enkel, maar het capsulaire patroon is bijvoorbeeld bij de schouder altijd hetzelfde (tabel 1-1).

> Een bewegingsbeperking volgens het capsulaire patroon wijst op betrokkenheid van het hele gewricht (arthritis, capsulitis, artrose).

Tabel 1-1
Capsulaire patronen per gewricht.

gewricht	meest beperkte beweging(en)	minder beperkte beweging(en)	minst, of niet beperkte beweging(en)
SCHOUDER			
glenohumerale gewricht	exorotatie	abductie	endorotatie
acromioclaviculaire gewricht	horizontale adductie	endorotatie	
sternoclaviculaire gewricht	scapula elevatie		
ELLEBOOG	flexie	extensie	pro- en supinatie
POLS EN HAND			
distale radio-ulnaire gewricht	pro- en supinatie pijnlijk in de eindstand, meestal niet beperkt		
overige polsgewrichten	dorsaal- en palmairflexie in gelijke mate beperkt		radiaal- en ulnairabductie
carpometacarpale I (CMC-I)	extensie + abductie (repositie)		flexie
overige duim- en vingergewrichten	flexie	extensie	ab- en adductie
HEUP	endorotatie	flexie, extensie, abductie	exorotatie, adductie
KNIE	flexie	extensie	endo- en exorotatie
ENKEL EN VOET			
bovenste spronggewricht	plantairflexie	dorsaalflexie	
onderste spronggewricht	adductie (varus)		abductie (valgus)
midtarsale gewrichten	plantairflexie adductie supinatie (inversie)		dorsaalflexie abductie pronatie (eversie)
metatarsofalangeale I (MTP-I)	extensie, varus	flexie	valgus
overige MTP-gewrichten	flexie	extensie	
interfalangeale teengewrichten	flexie	extensie	
WERVELKOLOM	Bij gegeneraliseerde aandoeningen van de wervelkolom (bijv. de ziekte van Bechterew) is de retroflexie (extensie) het meest beperkt, zijn lateroflexie en rotatie symmetrisch beperkt en is de (ante)flexie nauwelijks of niet beperkt. Het uiteindelijke resultaat is dan ook een kyfotische houding.		

Er zijn ook andere vormen van bewegingsbeperking mogelijk. Bij dérangement interne van de knie, bijvoorbeeld door een 'bucket handle' meniscusletsel of een corpus liberum, kan een extensiebeperking ontstaan, terwijl de flexie niet beperkt is. Bij een acute bursitis subacromialis is abductie van de schouder vrijwel onmogelijk, terwijl exorotatie nog redelijk kan worden uitgevoerd.

Dergelijke bewegingsbeperkingen hebben een andere volgorde dan hiervoor aangegeven: een 'niet-capsulair patroon'. Zo'n patroon duidt op een aandoening van slechts een deel van het gewricht, of op een aandoening die buiten het gewricht is gelegen.

Behalve beperkt kan een beweging ook opvallend ruim zijn. Er bestaat dan een kans op instabiliteit van het gewricht. Dikwijls vinden wij een grotere beweeglijkheid dan gemiddeld. Zo'n hypermobiliteit kan binnen de grenzen van het normale vallen, maar kan ook berusten op een pathologische, congenitale vorm van hyperlaxiteit.

Ten slotte is er nog de abnormale beweeglijkheid: er is een beweging mogelijk in een richting waarin dat normaal niet kan. Een voorbeeld is varus-/valgushypermobiliteit na een elleboogtrauma.

1.5.2 Painful arc

Wanneer er geen sprake is van een bewegingsbeperking, kan een painful arc als meest betrouwbaar diagnostisch criterium worden beschouwd. Tijdens een actieve beweging, die in het begin niet pijnlijk is, ontstaat op een bepaald moment pijn en bij verder bewegen verdwijnt de pijn weer. Het meest bekende voorbeeld is de painful arc tijdens zijwaarts heffen van de arm bij patiënten met een subacromiale aandoening.

1.5.3 Pijn bij maximale passieve bewegingen

Wanneer er noch sprake is van een bewegingsbeperking, noch van een painful arc, wordt eindstandige pijn (dat wil zeggen pijn bij maximale passieve bewegingen) relevant. De onderzoeker dient zich dan, op basis van zijn anatomische kennis, te realiseren welke structuren (ligamenten, pezen, spieren, bursae) bij bepaalde passieve bewegingen worden gerekt of gecomprimeerd. Het spreekt vanzelf dat ook in de aanwezigheid van een bewegingsbeperking en/of een painful arc eindstandige passieve bewegingen pijnlijk kunnen zijn.

1.5.4 Weerstandstests

Een isometrisch uitgevoerde weerstandstest kan pijnlijk zijn, maar ook door de patiënt met minder kracht worden uitgevoerd dan aan de gezonde zijde. In paragraaf 1.4 werd de betrekkelijke waarde van de weerstandstests al aangegeven. Theoretisch duidt deze pijn op een letsel van de aangespannen spier(en) of pees(pezen). Het meest informatief is een pijnlijke weerstandstest wanneer het overige onderzoek geen afwijkingen aan het licht brengt, met andere woorden: wanneer een weerstandstest als enige afwijkend is. Is een weerstandstest pijnlijk, dan heeft verminderde spierkracht minder betekenis: het kan zijn dat de patiënt minder krachtig aanspant als gevolg van de pijn. Verminderde kracht zónder pijn kan duiden op een neurologisch letsel (parese, paralyse) of op een totale peesruptuur. Een ruptuur van oudere datum veroorzaakt geen pijn meer. Een recente totale ruptuur bezorgt de patiënt natuurlijk wel pijn, maar het aanspannen van de desbetreffende spier doet de pijn niet toenemen.

> **Samenvatting**
> Bij de interpretatie van het lichamelijk onderzoek dient men zich in de eerste plaats af te vragen of er aanwijzingen zijn voor een aandoening van het gewricht. Dat blijkt in de regel uit een bewegingsbeperking. Is er geen bewegingsbeperking, dan heeft vervolgens een painful arc de meeste diagnostische betekenis. Is ook daarvan geen sprake, dan wordt pijn in de eindstanden van passieve bewegingen relevant. Pijn bij (isometrisch uitgevoerde) weerstandstests heeft vrijwel alleen betekenis indien daarnaast geen afwijkingen worden gevonden. (Hypermobiliteit van een gewricht neemt een aparte plaats in.)

Tabel 1–2 geeft een samenvatting van het lichamelijk onderzoek en de interpretatie daarvan. Dit overzicht is vooral goed bruikbaar voor perifere gewrichten. Bij aandoeningen van de wervelkolom is een zo gedetailleerde interpretatie meestal niet mogelijk, aangezien alle bewegingen door een groot aantal gewrichten tegelijk worden uitgevoerd. De diagnostiek berust dan, nog meer dan bij perifere gewrichtsaandoeningen, op de anamnese. Het lichamelijk onderzoek vormt slechts een aanvulling daarop.

Tabel 1-2
Samenvatting van de interpretatie van het lichamelijk onderzoek.

INSPECTIE	bij binnenkomst van de patiënt: afwijkingen in houding en beweging in rust: standsafwijkingen, roodheid, zwelling		
PALPATIE	huidtemperatuur zwelling (oedeem, hydrops, kapselzwelling?)		
FUNCTIEONDER-ZOEK			
1 actieve bewegingen	• bewegingspatroon • bewegingsuitslag • pijn, painful arc?		globale informatie over de gewrichts-functie
2 passieve bewegingen	• beperkt	• capsulair patroon	aandoening van het hele gewricht (arthritis, capsulitis, artrose)
		• niet-capsulair patroon	aandoening van een deel van het gewricht of een aandoening buiten het gewricht
	• opvallend ruim (hypermobiel)		'variant van normaal' of instabiliteit
	• alleen pijnlijk in eindstand		rek of compressie: ligamenten, pezen, spieren, bursae
3 weerstandstests	• pijnlijk (eventueel ook zwak) • zwak, niet pijnlijk		spier- of peesaandoening? parese/paralyse of totale peesruptuur

2

Arthritis

2.1	Wat is arthritis?	19
2.2	Capsulitis	20
2.3	Synoviitis	21
2.4	Anamnese en lichamelijk onderzoek bij verdenking op arthritis	21
2.5	Aanvullende anamnese	22
2.6	Laboratoriumonderzoek bij arthritis	23
2.7	Röntgenonderzoek bij arthritis	24
2.8	Onderzoek van de synoviale vloeistof	25
2.9	Enkele veel voorkomende vormen van arthritis	26
2.9.1	Reumatoïde arthritis (RA)	26
2.9.2	Arthritis psoriatica	29
2.9.3	Jicht	29
2.9.4	Arthritis bij de ziekte van Bechterew	33
2.9.5	Reactieve arthritis	39
2.9.6	Infectieuze arthritis	40
2.9.7	Arthritis bij kinderen	41
2.9.8	Symptomatische therapie bij arthritis	41

2.1 Wat is arthritis?

De term arthritis betekent letterlijk: gewrichtsontsteking. Een gewricht bestaat strikt genomen uit het gewrichtskraakbeen, het gewrichtskapsel en het aanliggende bot. Het gewrichtskapsel bestaat uit een capsula fibrosa aan de buitenzijde en een membrana synovialis aan de binnenzijde. Gewrichtskraakbeen bevat geen bloedvaten; daarom kan het niet ontstoken raken. Een gewrichtsontsteking betreft altijd het kapsel: de capsula fibrosa, de membrana synovialis of beide. Indien de ontsteking het gevolg is van mechanisch geweld, zoals bij een distorsie, reageert vooral de capsula fibrosa met ontsteking, terwijl bij een ziekte als reumatoïde arthritis voornamelijk de membrana synovialis is aangedaan. Wij voelen er veel voor om in het eerste geval te spreken over een 'capsulitis' en in het tweede geval over een 'synoviitis'. Uiteraard komen deze afwijkingen vaak gemengd voor.

> Onder arthritis verstaan wij een ontsteking van de membrana synovialis (synoviitis), een ontsteking van de capsula fibrosa (capsulitis) of een combinatie van beide.

2.2 Capsulitis

Een capsulitis ontstaat meestal door mechanische beschadiging (trauma, instabiliteit, overbelasting) en/of degeneratieve veranderingen, zoals artrose. Een uitzondering vormt de idiopathische capsulitis van de schouder, waarvan de oorzaak nog steeds onduidelijk is. Bij een capsulitis vinden we nooit algemene verschijnselen als koorts, malaise, een verhoogde bezinking of leukocytose. Microscopisch onderzoek van het kapsel toont in de regel aspecifieke afwijkingen, zoals vasodilatatie, oedeem en leukocytaire infiltratie.

Soms wordt bij trauma of zware belasting slechts een deel van het kapsel beschadigd. We spreken in zo'n situatie liever over een ligamentair letsel dan over een capsulitis. Ten overvloede wordt hierbij opgemerkt dat de meeste ligamenten een onderdeel van het gewrichtskapsel vormen. Ook is een combinatie van een ligamentair letsel en een gegeneraliseerde capsulitis mogelijk, zoals bij een recente enkeldistorsie (overrekking van de laterale enkelbanden en ook hydrops van het enkelgewricht).

Soms is het trauma wat minder opvallend. Zo kan bij een patiënt met een slappe hemiparese na een cerebrovasculair accident het schouderkapsel beschadigd raken ten gevolge van continue tractie door het gewicht van de arm. Iets dergelijks kan gebeuren met het heupgewricht, wanneer in het kader van een fractuurbehandeling langdurig tractie aan een been wordt gegeven (fig. 2-1). Wanneer de biomechanische omstandigheden in het gewricht ongunstig zijn, zoals in het geval van instabiliteit, verruwing van het kraakbeen of spierzwakte, kan een capsulitis ontstaan terwijl het gewricht (relatief) normaal wordt gebruikt.

Bij een chronische capsulitis zijn de ontstekingsverschijnselen meestal niet heftig. Er is zelden sprake van roodheid of warmte. Is er hydrops (een uiting van bijkomende synoviitis), dan heeft de synoviale vloeistof een helder aspect en blijkt deze bij microscopisch onderzoek weinig leukocyten te bevatten. Een chronische capsulitis leidt vaak tot schrompeling. Wanneer artrografie wordt verricht, blijkt vaak dat het gewricht minder contrastvloeistof kan bevatten dan gebruikelijk. Dat heeft geleid tot het gebruik van termen als adhesieve of constrictieve capsulitis. Bij een trauma ontstaat soms een verscheuring van het kapsel, wat blijkt uit bloedbijmenging in het punctaat of uit lekkage van contrastvloeistof tijdens artrografie.

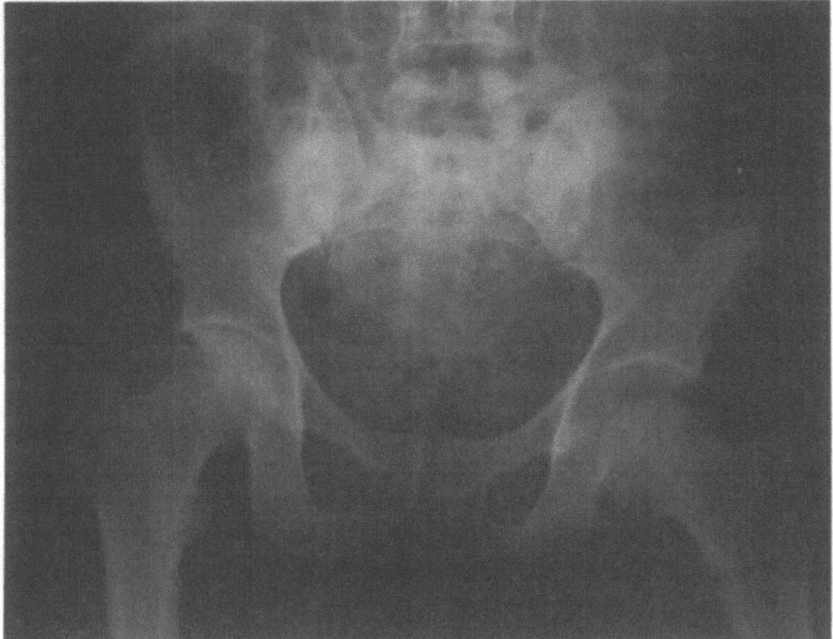

Figuur 2-1
Luxatie van het linker heupgewricht na langdurige tractie aan het been.

2.3 Synoviitis

Een synoviitis hebben we gedefinieerd als een aandoening waarbij (vooral) sprake is van een ontsteking van de membrana synovialis. De meeste auteurs die de term arthritis gebruiken, bedoelen daarmee een synoviitis. De ontstekingsverschijnselen zijn hierbij vaak heftig: roodheid, warmte en zwelling. Ook zijn er dikwijls algemene ziekteverschijnselen (moeheid, verminderde eetlust) en veranderingen in het bloedbeeld (verhoogde BSE, leukocytose, anemie). De synoviale vloeistof is vaak troebel en bij microscopisch onderzoek wordt onder andere een verhoogd aantal leukocyten gevonden.

2.4 Anamnese en lichamelijk onderzoek bij verdenking op arthritis

Pijn
Hoewel pijn een subjectieve klacht is, moeten wij proberen de pijn enigszins in een maat uit te drukken. Dat is onder andere van belang voor het volgen van het ziekteverloop. Bij het opnemen van de anamnese kunnen de volgende criteria van nut zijn:

- de grootte van het gebied waarin de pijn wordt gevoeld;
- of de pijn alleen wordt gevoeld bij bewegen of ook in rust;
- of de pijn de nachtrust verstoort;
- of de pijn aanleiding geeft tot belemmeringen in de algemene dagelijkse levensverrichtingen (ADL), werken en/of het beoefenen van sporten en/of hobby's. Het gaat daarbij niet alleen om pijn tijdens deze activiteiten, maar ook om toename van pijn in de uren daarna.

Roodheid en warmte
Hoewel elke arthritis gepaard gaat met een toename van de doorbloeding, ontstaat lang niet altijd een rode verkleuring van de huid. Is er toch sprake van roodheid, dan duidt dat op een heftige ontsteking, meestal door jicht of een infectie. De hyperemie verraadt zich eerder door een toename van de huidtemperatuur ter hoogte van het gewricht (zie ook paragraaf 1.3). Het is daarbij raadzaam te vergelijken met het gewricht aan de andere zijde. Bij een bilaterale arthritis vervalt deze vergelijkingsmogelijkheid. In dat geval is het goed te weten dat de spieren doorgaans warmer aanvoelen dan het gewricht.

Zwelling
Bij een synoviitis bevat het gewricht meestal een flinke hoeveelheid vocht. Het onderscheid tussen kapselverdikking en hydrops werd reeds in paragraaf 1.3 besproken.

Functieverlies
Functio laesa van een gewricht betekent verminderde mobiliteit. Door de zwelling is het kapsel minder rekbaar. Ook door vocht in het gewricht en door pijntoename bij rek aan het kapsel neemt de beweeglijkheid af. Wat de oorzaak van de arthritis ook is, de afname van de beweeglijkheid ontstaat bij elk gewricht volgens een vast patroon, waarbij de ene beweging meer afneemt dan de andere: het capsulaire patroon (zie paragraaf 1.5.1).

2.5 Aanvullende anamnese

Wanneer op grond van anamnese en lichamelijk onderzoek blijkt dat de klachten van de patiënt worden veroorzaakt door een arthritis, is de volgende vraag wat de oorzaak is van deze arthritis. Voor de huisarts is het onderscheid tussen 'pluis' en 'niet pluis' belangrijker dan het zoeken naar een van de honderden oorzaken van arthritis. De volgende zaken kunnen antwoord geven op de vraag 'pluis of niet pluis?'.

Heeft de patiënt (ooit) last gehad van andere gewrichten?
Men maakt een onderscheid in monoarthritis, oligoarthritis (2 tot 4 gewrichten) en polyarthritis. Wanneer een patiënt rugklachten noemt, moet men rekening houden met de mogelijkheid van een sacroiliitis.

Algemene ziekteverschijnselen
Voelt de patiënt zich op dit moment verder goed gezond? Vermoeidheid, koorts, hoesten, diarree, mictieklachten, fluor vaginalis, huiduitslag en dergelijke kunnen eventueel met de gewrichtsklachten samenhangen.

Geneesmiddelen en alcohol
Gebruikt de patiënt medicijnen? Hierbij is niet alleen de (zelf)medicatie voor de gewrichtsklachten van belang, maar ook (chronische) medicatie voor andere aandoeningen. Een vraag naar alcoholgebruik is onder andere relevant in verband met jicht.

Doorgemaakte infectie
Had de patiënt de laatste 3 maanden een infectie? Vraag naar koorts, keelpijn ('griep'), hoesten, diarree, mictieklachten, fluor vaginalis. Ook is het nuttig te vragen naar een buitenlandse reis (tropen) en of de patiënt ooit door een teek is gebeten (Borrelia burgdorferi infectie, Lyme disease).

Medische voorgeschiedenis
Vraag naar ongevallen en ziekenhuisopnamen in het verleden. Huidziekten (psoriasis, lupus erythematodes), chronische nierinsufficiëntie, diabetes mellitus en inflammatoire darmziekten zijn voorbeelden van ziekten die met arthritis gepaard kunnen gaan. Vraag ook speciaal naar aanwijzingen voor een doorgemaakte iridocyclitis.

2.6 Laboratoriumonderzoek bij arthritis

Ten overvloede merken wij op dat laboratoriumonderzoek naar mogelijke oorzaken van arthritis alleen is geïndiceerd, wanneer er bij lichamelijk onderzoek tekenen van arthritis zijn vastgesteld.

Bloedbeeld
De ernst van een synoviitis is goed te beoordelen aan de hand van de bezinking (BSE). De veel duurdere bepaling van het CRP (C-reactive protein) moet voor de algemene praktijk worden afgeraden. Opvallend is dat zelfs een heftige capsulitis zelden gepaard gaat met een verhoging van de BSE. Met andere woorden: een verhoogde BSE bij een gewrichtsaandoening is suggestief voor een synoviitis. In grote lijnen correleert de BSE niet alleen met de heftigheid van de synoviitis, maar ook met de grootte van het aangedane synoviale oppervlak. Een heftige synoviitis van bijvoorbeeld een vingergewrichtje veroorzaakt geen noemenswaardige verandering van het bloedbeeld.

Bij een chronische, actieve arthritis daalt meestal het hemoglobinegehalte. De oorzaak van deze normocytaire anemie, die bij alle chronische inflammatoire ziekten voorkomt, is niet goed bekend. Suppletie van ijzer of vitaminen heeft hierop geen effect. Anorexie en gastro-intestinaal bloedverlies ten gevolge van de gebruikte medicatie (en ook veelvuldig bloedonderzoek!) kunnen de anemie verder doen toenemen. Vooral wanneer het Hb lager is dan op grond van de overige afwijkingen mag worden verwacht, moet men hierop bedacht zijn. De bepaling van het MCV (mean corpuscular volume, gemiddeld celvolume van de erythrocyten) is waarschijnlijk de handigste manier om erachter te komen of er naast de anemie als gevolg van de arthritis ook nog sprake is van ijzerdeficiëntie. In twijfelgevallen kan een proefbehandeling met ijzersubstitutie worden ingesteld. Bij de meeste vormen van arthritis ontstaat een lichte leukocytose (zelden meer dan $12 \times 10^9/l$) en trombocytose ($300-600 \times 10^9/l$). Leukopenie kan een gevolg zijn van lupus erythematodes (LE), maar wordt vaker veroorzaakt door medicamenten.

Serumeiwitten
Vooral van reumatoïde arthritis (RA) is bekend dat tijdens exacerbaties veel eiwitten in het serum verhoogd zijn ('acute fase eiwitten'). Dit kan verwarring geven wanneer men bij iemand die al met RA bekend is, onderzoek doet naar andere aandoeningen. Zo kunnen de luesreacties positief worden en kan het serumferritine verhoogd zijn.

Specifiek bloedonderzoek
Aan de hand van een gericht bloedonderzoek kan men soms de oorzaak van een arthritis op het spoor komen. Bij de bespreking van de meest voorkomende ziektebeelden komen we daarop terug.

2.7 Röntgenonderzoek bij arthritis

Het nut van röntgenonderzoek in relatie tot arthritis moet niet worden overschat. Bij een beginnende arthritis worden nooit afwijkingen gevonden. In geval van een heftige arthritis zijn pas na 4 tot 6 weken de eerste aspecifieke veranderingen te zien. De voor sommige vormen van RA zo kenmerkende erosies zijn pas ongeveer 6 maanden na het begin van de ziekteverschijnselen zichtbaar. Na het verdwijnen van de arthritisverschijnselen blijven de röntgenologische afwijkingen bestaan. Om vast te stellen of iemand een arthritis heeft, is röntgenonderzoek dus niet bruikbaar. Toch zijn er zeker indicaties voor het maken van röntgenfoto's:
1 Indien een arthritis langer dan 6 weken blijft bestaan, is het nuttig om een röntgenfoto te laten maken van de betrokken gewrichten. Ook als er geen afwijkingen worden gevonden, hebben de foto's hun nut bij het volgen van de patiënt. Bij een snelle progressie van de afwijkingen zal de therapie ook wat agressiever moeten zijn.

2 Röntgenfoto's geven soms aanwijzingen over de oorzaak van de arthritis. Erosies kunnen het vermoeden van RA bevestigen, calcificaties in het kraakbeen (chondrocalcinosis) kunnen passen bij het klinische beeld van pseudo-jicht en degeneratieve afwijkingen worden vaak gezien bij patiënten met een capsulitis.

> **Voor de diagnostiek van arthritis heeft röntgenonderzoek slechts een beperkte betekenis.**

2.8 Onderzoek van de synoviale vloeistof

Huisartsen vinden een gewrichtspunctie lang niet altijd nodig, en dikwijls terecht. Toch moet men bedenken dat de punctie van een gewricht in geoefende handen eenvoudig is en dat het punctaat veel informatie kan verschaffen (tabel 2–1). Bij een voorbijgaande arthritis biedt het punctaat soms de enige mogelijkheid om de juiste diagnose te stellen. Vooral een flink gezwollen knie bij een patiënt met moeilijk te diagnostiseren, chronisch recidiverende gewrichtsklachten is een buitenkansje. Bij verdenking op een kristalsynoviitis is direct microscopisch onderzoek van een druppeltje punctaat soms voldoende om de kristallen aan te tonen. Zijn er duidelijke aanwijzingen voor

Tabel 2–1
Onderzoek van de synoviale vloeistof.

macroscopisch	microscopisch	betekenis
heldergeel (als heldere urine)	sporadisch leukocyten of kristallen	normaal
idem	idem met sporadisch een bacterie	waarschijnlijk artefact
rood	erythrocyten	intra-articulaire bloeding
troebel	leukocyten	synoviitis
troebel	leukocyten met intra-cellulaire kristallen	jicht, pseudo-jicht e.d. (afhankelijk van kristalsoort)
troebel	leukocyten met intra-cellulaire bacteriën	bacteriële arthritis
bruin/troebel	leukocyten en erythrocyten	synoviitis met bloeding
rood met erop drijvende vetbolletjes	erythrocyten en vetbolletjes	intra-articulaire fractuur

specifieke afwijkingen, dan kan men de patiënt vaak beter doorverwijzen. Aangezien bepaalde onderzoeken niet op elk moment kunnen worden verricht en een vers punctaat de meeste informatie geeft, is telefonisch overleg met de specialist aan te bevelen.

Macroscopisch onderzoek van het punctaat ('gewoon kijken') levert in meer dan 90% van de gevallen de juiste informatie. Het is dan ook het overwegen waard om bij niet al te sterke verdenking op een specifieke arthritis een punctie te doen (liefst tijdens 'laboratorium-uren') en het punctaat macroscopisch te beoordelen. Indien bij inspectie geen afwijkingen worden gevonden, gooit men het punctaat weg. In geval van afwijkingen verwijst men de patiënt met het punctaat in de spuit naar laboratorium of specialist.

> De diagnostiek van arthritis kan in de algemene praktijk beperkt blijven tot het lichamelijk onderzoek, onderzoek van het bloedbeeld en een macroscopische beoordeling van het gewrichtspunctaat. Lijkt meer onderzoek noodzakelijk, dan kan men de patiënt beter naar een reumatoloog verwijzen.

2.9 Enkele veel voorkomende vormen van arthritis

2.9.1 Reumatoïde arthritis (RA)

• **Diagnostiek**

De meest voorkomende oorzaak van chronische arthritis is reumatoïde arthritis. De prevalentie onder de volwassen Nederlandse bevolking is circa 1%. RA komt bij vrouwen ongeveer tweemaal zo vaak voor als bij mannen. Hoewel RA zich heel gevarieerd kan presenteren, is het klinische beeld vaak karakteristiek. RA wordt vooral gekenmerkt door een *chronische, symmetrische polyarthritis*.

Arthritis
Er is in elk geval sprake van een arthritis, en wel van het type 'synoviitis'. In de praktijk wordt bij patiënten met gewrichtsklachten, ochtendstijfheid, vermoeidheid en dergelijke vaak laboratorium- en röntgenonderzoek naar RA verricht, of naar een specialist verwezen, zonder dat bij lichamelijk onderzoek aanwijzingen voor een arthritis zijn gevonden.

> Indien bij lichamelijk onderzoek geen tekenen van arthritis (zwelling, bewegingsbeperking, roodheid) zijn gevonden, is laboratorium- of röntgenonderzoek naar RA niet geïndiceerd.

Chronisch
RA verloopt meestal chronisch. In de reumatologie noemt men een arthritis bij volwassenen chronisch na een ziekteduur van meer dan 6 weken.

Symmetrisch en polyarticulair
Meestal gaat het bij RA om een symmetrische polyarthritis. Daarbij worden alle metacarpofalangeale (MCP) gewrichten als één gewricht beschouwd, evenals de proximale interfalangeale (PIP), distale interfalangeale (DIP) en metatarsofalangeale (MTP) gewrichten. Een chronische symmetrische arthritis van hand- en voetgewrichten maakt de diagnose RA al vrijwel zeker. RA begint vaak rond de MCP-gewrichten en kan zich na verloop van tijd uitbreiden naar de PIP- en polsgewrichten.

Röntgenologische afwijkingen
Bij verdenking op RA is het ook om diagnostische redenen nuttig om röntgenfoto's te laten maken van beide handen en polsen (op één foto, alleen voor-achterwaarts is voldoende), van beide voorvoeten (ook weer in slechts één richting) en van eventuele andere aangedane gewrichten. Indien erosies worden gezien, versterkt dit het vermoeden dat er sprake is van RA.

Positieve reumaserologie
Indien een patiënt met arthritis (reuma-)seropositief is, geeft dit een extra aanwijzing voor RA als oorzaak, maar het is geen bewijs. Ook sluit een negatieve uitslag de diagnose niet uit. Er zijn verschillende tests: RA-test, Latex, Rose, ELISA en APF. Het is in de algemene praktijk voldoende om één van de eerste vier tests aan te vragen, en altijd dezelfde test te gebruiken. De meeropbrengst van twee tests tegelijk is gering, en de interpretatie wordt alleen maar moeilijker wanneer de tests tegenstrijdige uitslagen opleveren.

Noduli
Noduli nabij gewrichten, vaak ook op drukplaatsen, zijn zeer kenmerkend voor RA. In de beginfase worden ze zelden aangetroffen, waardoor ze niet erg bijdragen aan de vroege diagnostiek. Het zijn meestal multipele, vast aanvoelende, gladde, subcutane knobbeltjes die niet aan de onderlaag gefixeerd zijn.

- **Differentiële diagnostiek**

Het onderscheid met andere vormen van arthritis is vooral van belang als het therapeutische beleid daardoor wordt beïnvloed. Omdat de therapie in het eerste halfjaar symptomatisch en aspecifiek is, en er altijd een kans is dat de arthritis weer verdwijnt, kan enige tijd een afwachtende houding worden aangenomen. In die tijd kan het klinische beeld zich verder ontwikkelen en dus duidelijker worden. Deze afwachtende houding laat de patiënt langer in onzekerheid over de diagnose. Anderzijds is de patiënt wel uit te leggen dat een voorbarige diagnose vergelijkbare emotionele en sociale problemen kan veroorzaken.

Chronische monoarthritis
Bij een chronische monoarthritis moet de diagnose RA sterk worden betwijfeld. Aanvullend bloed- en röntgenonderzoek en eventueel een onderzoek van het gewrichtspunctaat op cellen en kristallen kunnen dan soms uitsluitsel geven. Afhankelijk van de omstandigheden kan ook een artroscopie, al of niet gevolgd door een synoviumbiopsie nodig zijn. In de praktijk komt het erop neer dat de aanvullende diagnostiek plaatsvindt na verwijzing naar een reumatoloog.

Chronische polyarthritis
Bij een chronische polyarthritis moet RA worden onderscheiden van polyartrose, polyarticulaire chronische jicht, chronisch verlopende chondrocalcinosis en arthritis bij de ziekte van Besnier-Boeck. Ook een (para-)infectieuze arthritis, zoals bij tuberculose, gonorroe, Lyme disease of een Chlamydia-infectie, en een arthritis door haemochromatosis kunnen op RA lijken. Soms wordt de diagnose in de loop van de jaren één of meer malen bijgesteld, doordat zich nieuwe afwijkingen openbaren (hepatitis, nefritis en andere auto-immuunfenomenen). Men kan zich dan afvragen wat de hoofddiagnose en wat de nevendiagnose is. De indeling van reumatische ziekten is dus soms kunstmatig. Voor de algemene praktijk is het voldoende te weten dat diverse reumatische aandoeningen dikwijls gecombineerd voorkomen.

- **Andere uitingen van RA**

RA is een systeemziekte, waarvan arthritis slechts één van de vele uitingsvormen is. De synoviitis kan ook ontstaan in bursae en peesscheden. Soms zijn andere sereuze vliezen aangedaan (pleuritis, pericarditis). In zeldzame gevallen treedt zwelling van de milt en van lymfklieren op, wat met koorts gepaard gaat. Men spreekt dan van 'systemische RA'. Noduli, die subcutaan veel worden gezien, kunnen zich ook elders in het lichaam bevinden. Dat blijkt vaak als toevalsbevinding bij PA-onderzoek. Een enkele keer is een nodulus als ronde schaduw op een thoraxfoto te zien.

- **Therapie**

De specifieke behandeling van patiënten met RA behoort in de regel tot de taak van de reumatoloog. Er zijn vrij veel verschillende behandelingsmogelijkheden. Bij patiënten met bewezen RA hoeft men niet al te terughoudend te zijn bij het doorverwijzen. Naast deze specifieke behandeling bestaan er vele mogelijkheden om het leven van patiënten met ernstig aangedane gewrichten draaglijker te maken door het gebruik van hulpmiddelen, door het aanleren van handigheidjes, door aanpassen van de woning en door vervoersvoorzieningen. Soms is een patiënt erg geholpen met een gewrichtsvervangende operatie.

2.9.2 Arthritis psoriatica

Arthritis psoriatica en RA lijken in veel opzichten op elkaar. Per definitie heeft een patiënt met eerstgenoemde aandoening wel psoriasis en geen positieve reumaserologie. Ook gaat arthritis psoriatica niet gepaard met noduli, noch met auto-immuunfenomenen. Er is meestal geen verband tussen de ernst van de huidafwijkingen en de ernst of het verloop van de arthritis. Soms heeft de patiënt slechts geringe tekenen van psoriasis, bijvoorbeeld alleen 'putjesnagels'.

Het klinische beeld onderscheidt zich vooral door de verdeling van de arthritis over de verschillende gewrichten. Arthritis psoriatica is meestal 'asymmetrisch' en er bestaat geen voorkeur voor de pols- en MCP-gewrichten. Opvallend vaak zijn slechts twee of drie gewrichten van slechts één vinger of teen aangedaan. Ook de sacro-iliacale gewrichten zijn dikwijls bij het proces betrokken. Röntgenologisch zijn bij een agressieve arthritis psoriatica soms zeer grote erosies te zien. Soms zijn de gewrichtsafwijkingen heel karakteristiek, terwijl er nauwelijks of geen huidafwijkingen zichtbaar zijn. De reumatoloog spreekt dan wel van een arthritis psoriatica zonder psoriasis. Dit geeft opnieuw aan hoe arbitrair de indeling van reumatische aandoeningen vaak is.

De differentiële diagnostiek en therapie zijn analoog aan die bij RA (zie hiervoor).

2.9.3 Jicht

• Pathogenese

Jicht kan ontstaan indien uraatkristallen zich ophopen in het kapsel van een gewricht. Dat gebeurt als er jarenlang een hoge urinezuurspiegel in het bloed is. Vooral artrotische gewrichten zijn gepredisponeerd voor urinezuurophoping. Op een gegeven moment vallen de uraatdepots uiteen in kleine brokjes. De microkristallen veroorzaken de heftige ontstekingsreactie van de membrana synovialis. We spreken dan van een jichtaanval. Wanneer geen therapeutische maatregelen worden genomen, nemen de ontstekingsverschijnselen in de eerste dagen sterk toe, terwijl na 2 tot 3 weken de meeste verschijnselen weer zijn verdwenen. Er is dan nog slechts een geringe zwelling van het gewricht en de huid ter plaatse begint te schilferen. Zonder (onderhouds)therapie bestaat er een grote kans dat de aanval zich herhaalt. In het begin gaat het meestal om één gewricht, bijna altijd het basisgewricht van de grote teen (MTP-I). Later kunnen meer gewrichten tegelijkertijd aangedaan zijn. In de ernstigste gevallen ontstaat op den duur een chronische, polyarticulaire vorm van arthritis.

- **Risicofactoren**

Tabel 2-2
Risicofactoren voor jicht.

- mannen boven de 40 jaar
- vrouwen boven de 60 jaar
- overgewicht
- diureticagebruik
- alcoholgebruik
- slechte nierfunctie
- artrose van het betrokken gewricht
- bekend met verhoogd urinezuur in het bloed
- recent gebruik van urinezuurverlagende medicatie

Mannen hebben vaker jicht dan vrouwen. Het verschil in prevalentie tussen mannen en vrouwen neemt met de leeftijd af. Vrouwen in de vruchtbare leeftijdsfase hebben vrijwel nooit jicht ('vrouwen met jicht zijn onvruchtbaar'). In tabel 2-2 wordt een aantal risicofactoren voor jicht genoemd.

Overgewicht
Omdat urinezuur een afbraakprodukt van purinen is, en deze weer afbraakprodukten zijn van DNA en RNA, is het begrijpelijk dat mensen met een overgewicht, door een verhoogde purinenproduktie, meer risico lopen om jicht te krijgen. Om dezelfde reden ontstaat bij maligne aandoeningen (o.a. leukemie) een verhoging van het serum-urinezuur. Berucht is het optreden van uraatstenen in de urinewegen tijdens een kuur met cytostatica. Stofwisselingsstoornissen veroorzaken soms een familiaire vorm van jicht, die zich al op relatief jonge leeftijd kan uiten. Het aandeel van urinezuur en purinen in de westerse voeding is gering. Het heeft dan ook weinig zin om in verband met jicht iets aan de voedingsgewoonten te veranderen, tenzij de betrokkene exceptioneel veel orgaanvlees (lever, nieren, testikels) nuttigt. Dit komt in Nederland nogal eens voor bij Turken en Marokkanen.

Diureticagebruik
Niet alleen een verhoogde produktie, maar ook een verminderde uitscheiding van urinezuur zal een verhoogde bloedspiegel veroorzaken. Een daling van de nierfunctie gaat dan ook altijd gepaard met een verhoging van het serumurinezuur. Ook is gebleken dat alle diuretica een vermindering van de urinezuuruitscheiding teweegbrengen. De invloed op de urinezuurexcretie is ongeveer evenredig met het diuretisch effect.

Alcoholgebruik
Alcoholgebruik blijkt een van de belangrijkste oorzaken van een verhoogd urinezuurgehalte, en dus ook van jicht te zijn. Het mechanisme is niet geheel duidelijk. Bier bevat soms flinke hoeveelheden purinen. Ook een verhoogde

turnover van leverweefsel zou een rol kunnen spelen. Misschien heeft alcohol een effect op de nieren, vergelijkbaar met dat van diuretica.

Het risico om jicht te krijgen is vaak niet rechtstreeks af te lezen aan de hoogte van de urinezuurspiegel. Voor een deel komt dat doordat zich een 'voorraadje' uraat in het gewricht kan bevinden, als gevolg van hyperuricemie in het verleden. Bij het beoordelen van het risico moet soms meer met het verleden rekening worden gehouden dan met de actuele situatie. Zo loopt een ex-alcoholist meer risico dan iemand die pas sinds korte tijd een flinke 'gebruiker' is.

Urinezuurverlagende medicatie
Een ander merkwaardig fenomeen doet zich voor bij het plotseling omlaag brengen van het serum-urinezuur, meestal door urinezuurverlagende medicatie. Het blijkt dat dit juist een (hardnekkige) aanval kan provoceren bij gepredisponeerde personen. Dit komt waarschijnlijk door het uiteenvallen van uraat dat zich al in het gewrichtskapsel bevond. Men veronderstelt wel dat een verhoging van de gewrichtstemperatuur op deze wijze een aanval in gang kan zetten en/of versterken ('zoals invallende dooi het lawinegevaar vergroot').

- **Diagnostiek**

De diagnose kan met 100% zekerheid worden gesteld indien in de synoviale vloeistof grote aantallen leukocyten worden gevonden met uraatkristallen intracellulair. Weinig leukocyten en extracellulaire kristallen vormen slechts een geringe aanwijzing voor jicht. Een acute heftige monoarthritis van een MTP-I gewricht is zo karakteristiek dat bij patiënten met één of meer risicofactoren de diagnose jicht hierop mag worden gesteld. Het gewricht moet wel nauwkeurig worden onderzocht. Bij een capsulitis door artrose en/of overbelasting zijn de ontstekingsverschijnselen veel minder dramatisch ('een beetje jicht bestaat niet'). Een subcutane bursa (bunion) mediaal ter hoogte van het MCP-I gewricht, vooral veel voorkomend bij vrouwen, kan bij oppervlakkige beschouwing aan jicht doen denken. De roodheid is echter meer lokaal en er zijn geen tekenen van arthritis.

Bij het laboratoriumonderzoek wordt gezocht naar risicofactoren voor jicht en naar eventuele andere oorzaken van de arthritis: BSE, Hb, leuko's en differentiatie, urinezuur, alkalische fosfatase, γ-GT en creatinine. Het is vooral belangrijk om een infectie uit te sluiten. Vaak is het serum-urinezuur tijdens een jichtaanval, of tijdens het gebruik van lage doseringen NSAID's (non-steroidal anti-inflammatory drugs), iets verlaagd. In twijfelgevallen moet het onderzoek na enige tijd worden herhaald. Een zeer laag urinezuurgehalte sluit jicht zo goed als zeker uit. Een verhoogd urinezuur is geen bewijs voor jicht. Indien het laboratoriumonderzoek nog onvoldoende duidelijkheid verschaft, moet gewrichtspunctie alsnog worden overwogen.

• Therapie

De behandeling van jicht is vaak dankbaar; deze kan heel goed binnen de eerste lijn plaatsvinden. We onderscheiden het behandelen van de acute aanval en het voorkomen van een nieuwe aanval.

Behandeling van een acute jichtaanval
Het behandelen van de aanval is aspecifiek en gericht op het bestrijden van de ontstekingsverschijnselen: snel koelen in combinatie met een hoge dosis van een NSAID. Het gebruik van colchicine is wegens de bijwerkingen en de relatief geringe werkzaamheid wat uit de gratie geraakt. Een veel gemaakte fout is het voorschrijven van allopurinol tijdens een jichtaanval. Het natuurlijke verloop van de aanval wordt daardoor ernstig vertraagd en een aanval die net op zijn retour is, kan weer opflakkeren.

Onderhoudstherapie (preventie van nieuwe aanvallen)
Eén jichtaanval rechtvaardigt het gebruik van chronische medicatie niet, herhaalde, moeilijk te bestrijden aanvallen wel. Als richtlijn wordt wel aangehouden het optreden van drie of meer aanvallen per jaar, waarbij het niet lukt met andere maatregelen het urinezuur effectief te verlagen. Extra-articulaire complicaties van de jicht, zoals tophi of uraatstenen, noodzaken altijd tot behandeling. Tophi zijn subcutane ophopingen van uraat die meestal aan de randen van de oorschelpen of aan de strekzijde van vingergewrichtjes zijn gelegen. Soms breekt het uraat door de huid heen en kan het voor microscopisch onderzoek worden opgevangen op een objectglaasje.
Uit het voorgaande is duidelijk dat bij iedere patiënt met nierstenen in elk geval één keer een steenanalyse moet worden verricht. Het advies dat patiënten met nierstenen weleens krijgen om maar veel bier te drinken is dubieus: het gebruik van veel vocht is gunstig, maar alcohol heeft een ongunstige invloed op het serum-urinezuur.

Het meest belangrijk is het wegnemen van behandelbare risicofactoren. De patiënt moet worden duidelijk gemaakt dat bestrijden van overgewicht en vermindering van het alcoholgebruik verre de voorkeur verdienen boven het klakkeloos gebruiken van een medicament. Soms is het mogelijk om een diureticum te staken en/of te vervangen door een ander bloeddrukverlagend middel.

Is medicamenteuze behandeling geïndiceerd, dan is allopurinol het middel van eerste keus. Allopurinol gaat de vorming van urinezuur uit purinen tegen. Omdat de stof een zeer lange halfwaardetijd heeft, is het voldoende om één dosis per dag te gebruiken. Bij een volwassene met een goede nierfunctie wordt begonnen met een capsule van 300 mg per dag. Bij een slechte nierfunctie bestaat er gevaar voor stapeling, met dodelijke bijwerkingen. In het begin moet het urinezuur in het bloed elke maand worden gecontroleerd, later is één keer per 3 tot 6 maanden voldoende. De dosis wordt steeds zo aangepast dat het urinezuur normaal wordt. Op deze manier is het mogelijk de juiste dosis 'uit te titreren'. Als tweede keus kan een uricosuricum worden gebruikt. Nadeel van elk uricosuricum is de kans op het ontstaan van uraathoudende nierstenen.

Een ander probleem met urinezuurverlagende medicatie is dat de behandeling jichtaanvallen kan uitlokken. Vooral tijdens de eerste weken is dit gevaar groot. In dat geval moet worden geprobeerd de aanvallen te couperen met NSAID's en koelen. Soms moet de urinezuurverlagende medicatie worden gestaakt en moet later een nieuwe poging worden ondernomen om met een medicament 'in te sluipen'.

Er is altijd nog discussie over de vraag of een sterk verhoogd urinezuur in het bloed preventief moet worden behandeld. Zowel voor- als tegenstanders van preventie zijn het erover eens dat een geringe verhoging (tot 0,60 mmol/l) geen indicatie voor behandeling vormt, zolang de patiënt geen jichtaanvallen, tophi of uraatstenen heeft.

> **Bij een jichtaanval is allopurinol gecontra-indiceerd.**

2.9.4 Arthritis bij de ziekte van Bechterew

Wanneer de ziekte van Bechterew zich volledig heeft ontwikkeld, is het niet moeilijk meer om de diagnose te stellen. Voor de algemene praktijk is het veel belangrijker de vroege symptomen tijdig te herkennen. Veel nodeloos onderzoek en psychosociaal leed kunnen zo worden voorkomen. Heel vaak is het mogelijk om de diagnose op het spoor te komen aan de hand van de volgende kenmerken.

Rugpijn op jeugdige leeftijd
Dikwijls begint de ziekte van Bechterew met rugklachten. In tegenstelling tot de veel vaker voorkomende aspecifieke lage rugklachten ontstaan de eerste klachten vaak reeds voor het 20ste levensjaar.

Langdurige periodes met rugklachten
Aspecifieke lage rugklachten treden vaak op in aanvallen die in het begin zelden langer dan 2 tot 3 weken duren. Een exacerbatie van de ziekte van Bechterew duurt veel langer, meestal enkele maanden.

Langdurige ochtend-/startstijfheid
Bij aspecifieke lage rugklachten is, evenals bij artrose, vaak sprake van ochtend-/startstijfheid. In het algemeen verdwijnt dat stijve gevoel snel nadat

de patiënt eenmaal in beweging is. Bij de ziekte van Bechterew duren de stijfheidsklachten veel langer, meestal meer dan 30 minuten.

Bewegen helpt
Het is opvallend dat mensen met de ziekte van Bechterew liefst veel in beweging zijn. Langdurig in dezelfde houding verkeren wordt als onaangenaam ervaren.

Nachtelijke pijn
Ook aspecifieke lage rugklachten treden dikwijls 's nachts op, waardoor de patiënt steeds van houding moet veranderen. De patiënt met de ziekte van Bechterew redt het daarmee niet. Hij is gedwongen uit bed te gaan. Na enige tijd in beweging te zijn geweest, gaat het dan weer. Na enkele uren slaap herhaalt zich deze cyclus.

Pijn afwisselend links en rechts
Voor aspecifieke lage rugklachten geldt dat wanneer de pijn eenmaal naar de linker bil of het linker been uitstraalt, de klachten vrijwel altijd aan de linker kant gelokaliseerd blijven. Een sacroiliitis bij de ziekte van Bechterew woedt nu eens links, dan weer rechts. Soms zijn er dubbelzijdige pijnklachten. De pijn wordt nooit in de mediaanlijn aangegeven.

Gunstige reactie op NSAID's
Pijnstillers en antiflogistica hebben bij aspecifieke lage rugklachten meestal niet veel effect. Wanneer een patiënt meldt dat de klachten met één aspirientje of een ander NSAID voor enkele uren verdwijnen, moet de ziekte van Bechterew als oorzaak worden overwogen.

> Wanneer rugklachten of perifere gewrichtsklachten opvallend goed op een NSAID reageren, is dat een reden om aan een specifieke arthritis te denken.

Iridocyclitis
Wanneer de patiënt meldt ooit een rood oog te hebben gehad, rijst de vraag of het een iridocyclitis of bijvoorbeeld een conjunctivitis betrof. Afscheiding uit het oog en vlotte genezing (binnen 10 dagen) passen meer bij een conjunctivitis. Bij een doorgemaakte iridocyclitis herinnert de patiënt zich vaak pijn en lichtschuwheid (zonnebril gedragen?) gedurende enige weken tot maanden. Ook moest de patiënt herhaaldelijk voor controle terugkomen bij de oogarts. De relatie tussen iridocyclitis en de ziekte van Bechterew is zo frappant, dat veel oogartsen daar bij de eerste verschijnselen reeds onderzoek naar laten verrichten.

Onbegrepen perifere arthritisverschijnselen
Een hardnekkige of recidiverende zwelling van bijvoorbeeld een knie, waarvan de oorzaak aanvankelijk onduidelijk is, kan uiteindelijk blijken te berusten op de ziekte van Bechterew.

Chronische darmklachten
Een sacroiliitis gaat soms gepaard met inflammatoire darmziekten (M. Crohn, colitis ulcerosa).

- **Sacroiliitis**

Per definitie wordt de ziekte van Bechterew definitief vastgesteld aan de hand van röntgenologische tekenen van een (doorgemaakte) sacroiliitis. Toch hoeft zoals gezegd de ziekte niet te beginnen met een sacroiliitis. Ook zijn uiteraard de röntgenologische veranderingen aan de SI-gewrichten niet de eerste verschijnselen van een sacroiliitis. Het is zelfs mogelijk dat de ontsteking steeds zo mild en kortdurend is, dat het jaren duurt voor er enige afwijking te zien is. Met nadruk wijzen we er nog eens op dat op de röntgenfoto van een gewricht niet de ontstekingsverschijnselen te zien zijn, maar wel de gevolgen van een (doorgemaakte) ontsteking (zie paragraaf 2.7). Er kan dus sprake zijn van een heftige sacroiliitis zonder afwijkingen op de foto, terwijl in een rustige fase van een chronische sacroiliitis de röntgenologische aanwijzingen van een eerder doorgemaakte ontsteking zichtbaar blijven.

Een sacroiliitis kan in principe bij alle reumatologische aandoeningen voorkomen. Dan doen zich dezelfde indelingsproblemen voor die bij RA ook al gemeld zijn, maar deze hebben voor de algemene praktijk niet veel consequenties. Wezenlijk anders ligt het bij een infectieuze sacroiliitis (zie ook acute monoarthritis). Vooral de sluimerende infectie door tuberculose of door brucellose kan lange tijd een M. Bechterew simuleren. In de tijd dat tuberculose veel voorkwam, werd gesteld: een eenzijdige sacroiliitis berust op een tuberculose zolang het tegendeel niet is bewezen, en een dubbelzijdige sacroiliitis op de ziekte van Bechterew zolang het tegendeel niet is bewezen. Vaak kan alleen een open biopt of punctie tot de definitieve diagnose leiden.

Een mechanische sacroiliitis ('capsulitis'?) wordt niet zelden tijdens de zwangerschap en vlak na de partus gezien. Vaak is dan ook de symfyse pijnlijk. Na een moeizame bevalling kan deze aandoening jarenlang hinder veroorzaken. Uiteraard kan hetzelfde beeld ontstaan na een ernstig ongeval.

Het is van belang een sacroiliitis te onderscheiden van aspecifieke lage rugpijn (zie paragraaf 2.9.4). De meeste provocatietests maken een onderscheid tussen de ziekte van Bechterew en een aandoening van de lumbale wervelkolom of de heupen nauwelijks mogelijk. De gapping test, ook wel distractietest genoemd, is naar onze ervaring het meest specifiek en sensitief (fig. 2–2).

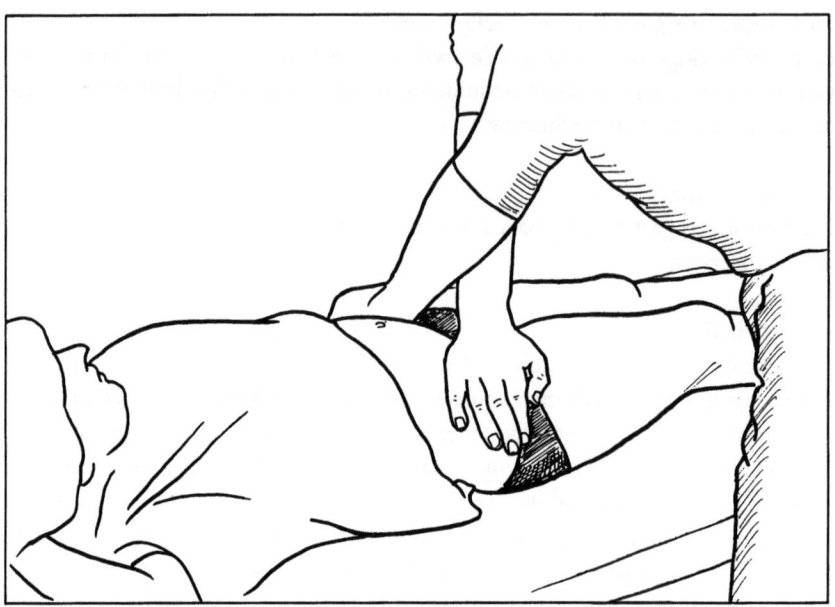

Figuur 2–2
Gapping-test.

- **Röntgenonderzoek bij de ziekte van Bechterew**

Het ten onrechte stellen van de diagnose Bechterew is minstens even schadelijk voor de patiënt als het niet of te laat stellen van de diagnose. Daarom is het aan te bevelen de patiënt één keer naar een specialist te verwijzen, ook wanneer de diagnose vrijwel zeker is. Het objectief vaststellen van een (doorgemaakte) sacroiliitis op de röntgenfoto vormt het sluitstuk van de diagnose. Indien de gerichte opname van de beide SI-gewrichten geen duidelijke afwijkingen laat zien en er klinisch toch een sterke verdenking bestaat, moeten aanvullende opnamen worden gemaakt. Men kan daartoe het best rechtstreeks overleggen met de radioloog. Het hangt een beetje af van de bouw van de SI-gewrichten, van de smaak van de radioloog en van de mogelijkheden van de betreffende röntgenafdeling of een planigram wordt gemaakt, een driekwart planigram of een CT-scan. Indien op de gewone gerichte röntgenopname zekere tekenen van een (doorgemaakte) sacroiliitis zichtbaar zijn, is aanvullende beeldvormende diagnostiek niet nodig. Het heeft ook nauwelijks zin om de foto jaren later nog eens te herhalen. Men moet bedenken dat er een grote inter-beoordelaarsvariatie bestaat bij het beoordelen van SI-foto's. Een second opinion bij sterke verdenking levert dan ook vaak nieuwe gezichtspunten op. De beste informatie wordt van een radioloog verkregen indien er een gerichte vraag wordt gesteld. Niet zelden wordt bij de beoordeling van een foto van de lumbale wervelkolom een sacroiliitis over het hoofd gezien.

Er zijn twee redenen om behalve van de SI-gewrichten ook een foto te laten maken van de thoracale en lumbale wervelkolom. In de eerste plaats worden ook in de beginfase van de ziekte van Bechterew soms kenmerkende afwijkingen gevonden aan de corpora van de lendewervels en de thoracolumbale overgang. In de tweede plaats is het nuttig om te kunnen beschikken over een uitgangssituatie bij het beoordelen van afwijkingen die later mogelijk ontstaan.

- **Laboratoriumonderzoek bij de ziekte van Bechterew**

Laboratoriumonderzoek bij de ziekte van Bechterew dient enerzijds om aanwijzingen voor de diagnose te vinden en anderzijds om de activiteit van de ziekte te volgen. Bloedonderzoek met betrekking tot bijwerkingen van de medicatie wordt hier buiten beschouwing gelaten. Het is niet mogelijk om de ziekte van Bechterew aan de hand van een bloedonderzoek aan te tonen of uit te sluiten. Wel kan de diagnose hiermee meer of minder aannemelijk worden gemaakt. In de acute fase gaat de ziekte gepaard met een licht verhoogde BSE (in de orde van 20–40 mm). Vooral omdat het meestal gaat om jonge, overigens gezonde mensen, is een verhoogde BSE bij rugklachten verdacht, vooral als de waarde meefluctueert met de klachten. Een enkele keer is de alkalische fosfatase licht verhoogd. Andere afwijkingen worden niet gevonden.

HLA-B27

Het is bij een bewezen M. Bechterew niet nodig om het HLA-B27 in het bloed te bepalen. Alleen bij sterke verdenking, in afwezigheid van voldoende harde criteria, kan een positief HLA-B27 soms tot de diagnose bijdragen. Het HLA-B27 is een weefselantigeen (Human Leucocyte Antigen, te vergelijken met een bloedgroep), dat sterk met de ziekte van Bechterew is geassocieerd. Het is dus onzin om de bepaling meer dan één keer te verrichten. Ongeveer 90% van de bevolking is HLA-B27-negatief en dus 10% positief. Bij patiënten met de ziekte van Bechterew zijn deze percentages net omgekeerd. Een positieve test is geen bewijs voor de ziekte, maar vergroot de kans op het krijgen ervan.

> **Voor de diagnostiek van de ziekte van Bechterew is een verwijzing naar een reumatoloog zinvoller en goedkoper dan het bepalen van het HLA-B27.**

- **Therapie bij de ziekte van Bechterew**

Terwijl het voor de diagnose nog weleens nodig is de patiënt naar een reumatoloog te verwijzen, kan de behandeling ook binnen de eerste lijn plaatsvinden. De behandeling berust in grote lijnen op twee pijlers: NSAID's en oefentherapie. Het is daarbij van belang de patiënt te leren hoe hij moet omgaan met zijn aandoening, met de medicatie en met de oefeningen. Een intelligente patiënt weet al heel snel minstens net zoveel van de ziekte als zijn dokter en komt dan nog zelden om raad. Toch is het verstandig om met een patiënt af te spreken dat hij in elk geval één keer per jaar langskomt, ook al zijn er geen problemen.

NSAID's
Van oudsher is bekend dat patiënten met de ziekte van Bechterew soms voortreffelijk reageren op fenylbutazonderivaten. Deze zijn allang niet meer het middel van eerste keus. Ook de moderne NSAID's blijken bij de ziekte van Bechterew in de meeste gevallen goede resultaten te geven. Vaak al enige uren na het innemen van de eerste dosis merkt de patiënt de verbetering. Dikwijls houdt dit effect opvallend lang aan. Van een middel dat normaliter driemaal daags moet worden ingenomen, is bij de ziekte van Bechterew soms maar één tablet per 24 uur nodig. Door eenvoudig uitproberen worden het meest geschikte NSAID en de optimale dosis gezocht. Er bestaat vooraf geen voorkeur voor een bepaald preparaat. Er is een sterke individuele variatie, zowel wat betreft de werkzaamheid als de bijwerkingen. Het is de bedoeling dat de patiënt het middel gebruikt zo lang er ontstekingsverschijnselen zijn. De stijfheid en de pijn in de rustige fases van de ziekte reageren meestal niet op de medicatie. Het meest praktisch is de patiënt te adviseren de medicatie af en toe eens een dagje over te slaan. Indien er direct een achteruitgang wordt bemerkt, is er kennelijk nog een indicatie voor behandeling en moet de medicatie worden voortgezet. Daarnaast moet de patiënt uiteraard zorgvuldig worden geïnstrueerd over de bijwerkingen van NSAID's.

> **De keuze van een NSAID wordt meer bepaald door de ervaringen van arts en patiënt dan door de farmacologische eigenschappen van het middel.**

Oefentherapie: mobiliseren van de gewrichten
Het doel van oefentherapie is tweeledig. Enerzijds ervaren veel patiënten het als onaangenaam als hun ontstoken gewrichten lang in dezelfde stand hebben verkeerd. Vooral voor patiënten met een zittend beroep is het vaak prettig om af en toe de gewrichten even voorzichtig door te bewegen. Anderzijds is het op de langere termijn wenselijk dat, indien een gewricht toch onverhoopt stijf wordt, dit gebeurt in een stand die de minste hinder veroorzaakt. Ook nu weer gaat het om mensen die een zittend leven leiden. Het gevaar bestaat dan dat de heupen en de wervelkolom in flexiestand verstijven, wat op den duur veel hinder geeft bij het lopen. Ook bestaat het gevaar dat de ademexcursies van de thorax afnemen. In overleg met een oefentherapeut moet een oefenprogramma worden opgesteld dat de patiënt verscheidene malen per dag moet afwerken. Het programma moet 'op maat' worden gemaakt en de in-

houd is afhankelijk van de aangedane gewrichten, de mate van ontsteking en de hoeveelheid beweging die een patiënt door sport of beroep uit zichzelf al heeft.

Preventieve maatregelen
Naast de medicatie en de oefentherapie is het nuttig om bij patiënten met een ernstige aandoening van de nekwervels te wijzen op het verhoogde risico bij traumata van de CWK bij sporten of bij auto-ongevallen (neksteun!), en bij verstijving van de thorax op het verhoogde risico bij luchtweginfecties (rookverbod, influenzavaccinatie).

2.9.5 Reactieve arthritis

- **Pathogenese**

Een arthritis ontstaat soms als reactie op een (doorgemaakte) infectie. In feite is acuut reuma daarvan een voorbeeld, hoewel de benaming reactieve arthritis daarvoor niet wordt gebruikt. De meest bekende infecties die een reactieve arthritis kunnen geven, zijn: darminfecties (Yersinia enterocolitica, Salmonella, Shigella), urogenitale infecties (Chlamydia), algemene virusinfecties (rubella of rubellavaccin), en infectie met Borrelia burgdorferi (Lyme disease na een tekebeet). Verondersteld wordt dat arthritiden in verband met gonorroe niet altijd infectieus zijn, maar soms reactief. Het lijkt erop dat sommige patiënten erg 'vatbaar' zijn voor een reactieve arthritis. Vooral HLA-B27-positieve mensen zouden na een darminfectie vaker een arthritis ontwikkelen. Omdat zich soms een sacroiliitis ontwikkelt als reactie op een darminfectie, veronderstellen sommige onderzoekers dat de ziekte van Bechterew eigenlijk een reactieve arthritis is, waarbij onder meer een Klebsiella-infectie van het darmkanaal naar voren is gebracht.

- **Klinisch beeld**

Dat de arthritis een reactie is op een infectie elders in het lichaam, is niet aan het gewricht vast te stellen. Het uitsluiten van andere oorzaken en het aantonen van de (doorgemaakte) infectie zijn de belangrijkste pijlers voor de diagnose. Vaak is het erg moeilijk om aan de hand van de anamnese, kweken en serologie bewijsmateriaal te verzamelen. In de regel is dit een taak voor een reumatoloog, waarbij uitvoerige informatie van de huisarts over de medische voorgeschiedenis van de patiënt van veel waarde kan zijn. Daarbij zijn vooral aanwijzingen voor een doorgemaakte infectie in de laatste 3 maanden voorafgaande aan de arthritis van groot belang.

- **Therapie**

Het lijkt logisch om de oorzaak van de arthritis, de infectie, te behandelen. Dit moet uiteraard niet worden nagelaten als de infectie nog bestaat. Beseft moet worden dat een reactieve arthritis kan ontstaan als reactie op een vluchtige infectie en dus op een moment dat de infectie al voorbij is. Naast het bestrijden van de eventueel nog aanwezige infectie is de behandeling symptomatisch (zie paragraaf 2.9.8). Meestal verdwijnt de aandoening binnen enige maanden.

2.9.6 Infectieuze arthritis

- **Klinisch beeld**

Meestal presenteert een infectie in een gewricht zich als een acute, zeer heftige monoarthritis, maar soms is het beeld veel minder dramatisch. Het kan soms zelfs maanden duren voor de diagnose wordt gesteld. Als adequate therapie te lang uitblijft, kan een onherstelbare beschadiging van het gewricht optreden. Hoe snel dat gebeurt, hangt samen met de ernst van de arthritis; in het ongunstigste geval gaat het gewricht reeds binnen enige dagen te gronde.

- **Risicofactoren**

In het algemeen zijn drie factoren van belang bij het zich ontwikkelen van een infectie in een gewricht:
1. Een 'voedingsbodem' in het gewricht: bloed, leukocyten, eiwit en synoviaal vocht zijn in volgorde van belangrijkheid waarschijnlijk risicofactoren.
2. Een verzwakt immuunsysteem: te denken valt aan AIDS, leukemie, ondervoeding (verslaafden aan alcohol of drugs), prednisongebruik, cytostaticagebruik en een status na miltverwijdering. Ook van patiënten met autoimmuunziekten is de afweer tegen infectie verminderd. Berucht hierbij is systemische lupus erythematodes (SLE). Jonge kinderen blijken vatbaarder voor een infectieuze arthritis dan volwassenen.
3. De aanwezigheid van bacteriën in het gewricht. Meestal wordt het gewricht langs hematogene weg besmet. Door een medische ingreep (bijv. een tandwortelbehandeling), door een infectie elders in het lichaam (bijv. chronische pyelonefritis, luchtweginfectie bij kinderen) kan een bacteriëmie ontstaan. Ook langs lymfogene weg kunnen bacteriën waarschijnlijk het gewricht bereiken (knie-infectie bij ulcus cruris). Besmetting door een punctie/injectie is weliswaar berucht, maar komt minder vaak voor dan soms wordt verondersteld (zie ook paragraaf 6.2.3).

- **Diagnostiek**

Bij elke monoarthritis moet de mogelijkheid van een infectie worden overwogen. Dat geldt te meer bij aanwezigheid van de genoemde risicofactoren. De verdenking rijst vooral wanneer de lokale symptomen heftig zijn en de patiënt algemene ziekteverschijnselen heeft, zoals koorts en malaise. Het onderscheid met jicht is soms moeilijk. Bij reële verdenking moeten microscopisch onderzoek en kweek van de synoviale vloeistof plaatsvinden. Een hoge BSE of een leukocytose zijn vaak niet erg specifiek. In de beginfase van een bacteriële arthritis blijft het bloedbeeld vaak nog opvallend lang normaal. Uiteraard is het vinden van leukocyten met toxische korreling wel zeer verdacht.

Bij arthritis door tuberculose zijn de ontstekingsverschijnselen vaak mild. Daarbij doet zich bovendien het probleem voor dat de klachten in een groot deel van de gevallen beginnen na een (vaak minimaal) trauma van het gewricht. Een mogelijke verklaring is dat het gewricht al veel eerder besmet is met de bacterie en dat de infectie door het trauma wordt geactiveerd. Bij een arthritis door tuberculose wordt de bacterie slechts zelden aangetroffen in de synoviale vloeistof. De enige manier om tuberculose met zekerheid uit te sluiten of aan te tonen is door een microscopisch onderzoek en/of kweek van een bij artroscopie verkregen biopt van de membrana synovialis.

- **Therapie**

De causale behandeling bestaat uit toediening van antibiotica en evacuatie van pus (punctie, drainage of operatief). Het is duidelijk dat beide klinisch moeten plaatsvinden.

> **Bij de minste verdenking op een infectieuze arthritis dienen zo snel mogelijk microscopisch onderzoek en kweek van synoviale vloeistof te worden verricht.**

2.9.7 Arthritis bij kinderen

Arthritis bij kinderen (per definitie 16 jaar of jonger) vereist meestal een speciale aanpak. Bij zeer jonge kinderen zijn algemene malaise en het niet gebruiken van een extremiteit vaak de eerste signalen dat er iets mis is. Indien er geen duidelijk trauma in de anamnese is, betekent een pijnlijk gewricht bij een kind meestal iets ernstigs. Een beruchte aandoening is acuut reuma. Als er bij lichamelijk onderzoek onvoldoende verklaring voor de klachten wordt gevonden, is nader onderzoek (laboratorium en/of röntgenfoto's) reeds in een vroeg stadium geïndiceerd. Meestal betekent dit verwijzing met enige spoed naar een kinderarts of (kinder)reumatoloog.

2.9.8 Symptomatische therapie bij arthritis

De richtlijnen voor symptomatische therapie van gewrichtsklachten worden beschreven in hoofdstuk 5 en 6. Ten behoeve van patiënten met een arthritis gelden nog de volgende aanvullingen.

Medicamenteus
Aan de patiënt moet worden uitgelegd dat de medicatie (NSAID) niet in de

eerste plaats is bedoeld om de pijn te bestrijden, maar om de ontsteking van het gewricht te behandelen. Indien met NSAID's onvoldoende succes wordt geboekt, moet de toepassing van intra-articulaire corticosteroïd injecties worden overwogen (zie paragraaf 5.2).

Koude/warmte
In de acute fase van een arthritis (bijv. bij jicht of na trauma) is het nuttig gebleken de ontsteking te onderdrukken door koude toe te dienen op het gewricht. Uiteraard is dat alleen mogelijk bij oppervlakkig gelegen gewrichten. Indien een ontsteking langer bestaat, is koelen niet meer effectief. Het gebruik van koeling of van allerlei vormen van warmte (warm water, paraffine, hyperemiserende smeersels, rode lamp, UKG e.d.) kan dan plaatsvinden voor zover de patiënt dat aangenaam vindt (zie ook paragraaf 5.5).

Rusten, respectievelijk oefenen
Rust heeft als nadelen de kans op het ontstaan van spieratrofie en overmatige stijfheid van het kapsel, en de verslechtering van de circulatie van de synoviale vloeistof (zie paragraaf 5.4). Anderzijds kan te veel bewegen de ontsteking doen toenemen. Als middenweg hanteren wij de volgende richtlijn: pijn (toename) tijdens het bewegen is niet bezwaarlijk, mits de pijn na afloop van de activiteit binnen een uur weer afneemt tot het oorspronkelijke niveau. Als er na een activiteit langer dan 1 tot 2 uur sprake is van napijn of verergering van andere ontstekingsverschijnselen, zoals warmte, zwelling en bewegingsbeperking, betekent dat een toename van de ontsteking. In dat geval moet die activiteit voorlopig worden ontraden. Bij een ernstige lang bestaande arthritis zou de spierfunctie op peil gehouden kunnen worden door isometrisch aanspannen van de spieren. Voorzichtig passief bewegen, eventueel in richtingen waarin dat actief niet mogelijk is (tractie, translatie, valgus-varus), wordt door veel patiënten als aangenaam ervaren. Theoretisch is het mogelijk dat hierdoor de souplesse van het kapsel en de circulatie in het gewricht worden bevorderd. Als echter de ontstekingsverschijnselen door dit passief bewegen toenemen, is ook dit gecontra-indiceerd.

Hulpmiddelen
Indien een patiënt door de arthritis erg gehandicapt is, kan het zinvol zijn om wat praktische hulpmiddelen toe te passen. Bij de keuze van hulpmiddelen wordt rekening gehouden met de wensen van de patiënt en met de ernst en de lokalisatie van de arthritis. In een rustige fase van de arthritis is het voor een gewricht juist gunstig om het regelmatig te bewegen; het gebruik van hulpmiddelen is dan soms gecontra-indiceerd. Er zijn veel meer hulpmiddelen en 'handigheidjes' dan de gemiddelde arts of patiënt zelf kan bedenken. Bij een lang bestaande aandoening met veel hinder in het dagelijkse leven is het consulteren van een ergotherapeut daarom aan te bevelen.

3

Artrose

3.1	Inleiding	43
3.2	Wat is artrose?	45
3.2.1	Kraakbeendegeneratie in stadia	46
3.2.2	Biomechanische consequenties	47
3.2.3	Röntgenologische veranderingen bij artrose	48
3.2.4	Oorzaken van artrose	49
3.3	Het begrip 'ongecompliceerde artrose'	50
3.3.1	Anamnese bij ongecompliceerde artrose	50
3.3.2	Lichamelijk onderzoek bij ongecompliceerde artrose	50
3.3.3	Röntgenologische afwijkingen bij ongecompliceerde artrose	52
3.4	Complicaties van artrose	53
3.4.1	Hypermobiliteit/instabiliteit	53
3.4.2	Overmatige bewegingsbeperking	59
3.4.3	Dérangement interne	62
3.4.4	Artrose met arthritis	63
3.4.5	Botpijn	64
3.4.6	Overige complicaties	64
3.5	Artrose in de wervelkolom	64

3.1 Inleiding

Veel patiënten met klachten van het bewegingsapparaat 'hebben artrose', al dan niet aan de hand van röntgenfoto's vastgesteld. De vraag is in hoeverre de klachten van het moment verband houden met die artrose, en of deze klachten kunnen worden behandeld. Artrose kan worden beschouwd als een (bijna?) normaal degeneratieproces van gewrichtskraakbeen, waaraan weinig mensen ontkomen, mits zij oud genoeg worden. Wanneer men alle bewoners van een bejaardentehuis zou onderzoeken, zou bij de meerderheid enige vorm van artrose te vinden zijn. Gezien de hoge prevalentie van artrose is het percentage bejaarde mensen met ernstige gewrichtsklachten echter relatief gering. Artrose komt ook bij jongere mensen voor en geeft dan vaak meer klachten

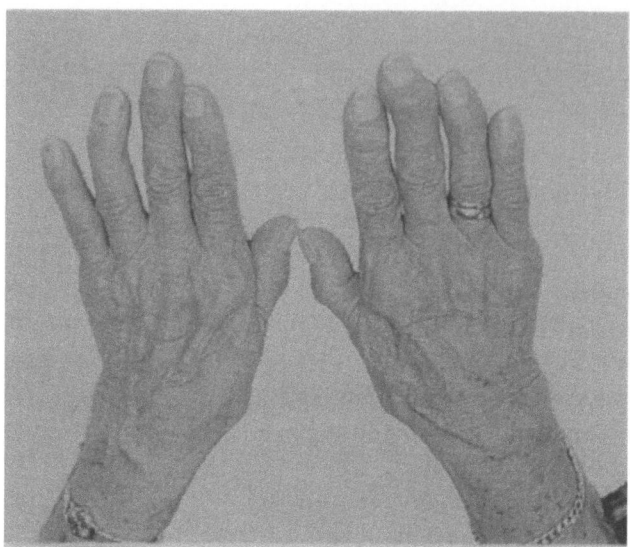

Figuur 3–1
De handen van mevrouw A, 93 jaar: van de uitgebreide artrotische afwijkingen heeft zij vrijwel geen last.

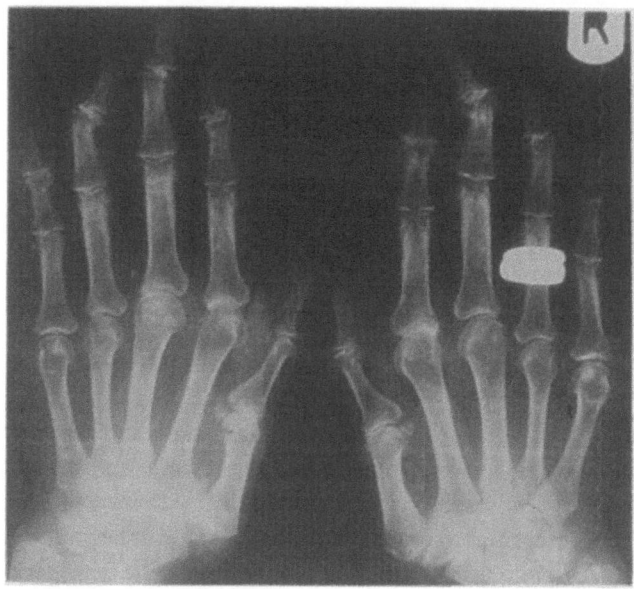

Figuur 3–2
Röntgenfoto van de handen van mevrouw A: ook hier zijn de uitgebreide artrotische afwijkingen duidelijk zichtbaar.

dan men op grond van de klinisch vastgestelde afwijkingen zou verwachten. Bij een en dezelfde patiënt komen soms periodes met veel klachten en periodes met weinig of geen klachten voor, terwijl de objectieve tekenen van artrose niet veranderen, of zelfs toenemen.

Er lijkt dus regelmatig sprake van een discrepantie tussen de ernst van de klachten en de ernst van de objectief aantoonbare artrotische afwijkingen. Artrose is niet (curatief) te behandelen, maar veel klachten die bij mensen met artrose voorkomen, zijn wel degelijk voor behandeling toegankelijk. Daartoe moet worden getracht na te gaan wat de klachten van het moment veroorzaakt. Artrose kan op veel verschillende manieren tot klachten aanleiding geven.

> Mevrouw A is een vrouw van 93 jaar met zowel uitwendig zichtbare als röntgenologisch aangetoonde ernstige artrotische afwijkingen van beide handen. Zij heeft in het geheel geen klachten van haar handen (fig. 3–1 en 3–2).

> Mevrouw B is een 53-jarige secretaresse met ernstige pijnklachten rond het basisgewricht van de linker duim. Zij is linkshandig en heeft vooral problemen bij het vastpakken van ordners en b.v. het opendraaien van potten en flessen. De röntgenfoto (fig. 3–3) toont slechts een minimale gewrichtsspleetversmalling van het linker carpometacarpale-I (CMC-I) gewricht, die overigens rechts ook enigszins aanwezig is.

Zou mevrouw A over pijn klagen, dan bestaat de kans dat de behandelend arts zal zeggen: 'Aan uw klachten is niets te doen, want uw gewrichten zijn volkomen versleten.' Bij mevrouw B zou de indruk kunnen bestaan dat zij haar klacht overdrijft. Beide opvattingen zijn onjuist.

3.2 Wat is artrose?

Bij artrose staat de degeneratie van gewrichtskraakbeen centraal. Kraakbeen is in enkele opzichten heel bijzonder weefsel: het is niet geïnnerveerd en niet gevasculariseerd. Een beschadiging van kraakbeen veroorzaakt daarom geen pijn en ook geen ontstekingsreactie.

De pijn bij iemand met artrose kan derhalve niet alleen berusten op de kraakbeendegeneratie. Bij artrose kunnen echter ook secundaire veranderingen optreden in vrijwel alle weefsels in en om een gewricht, zoals kapsel, ligamenten, bursae en peesinserties.

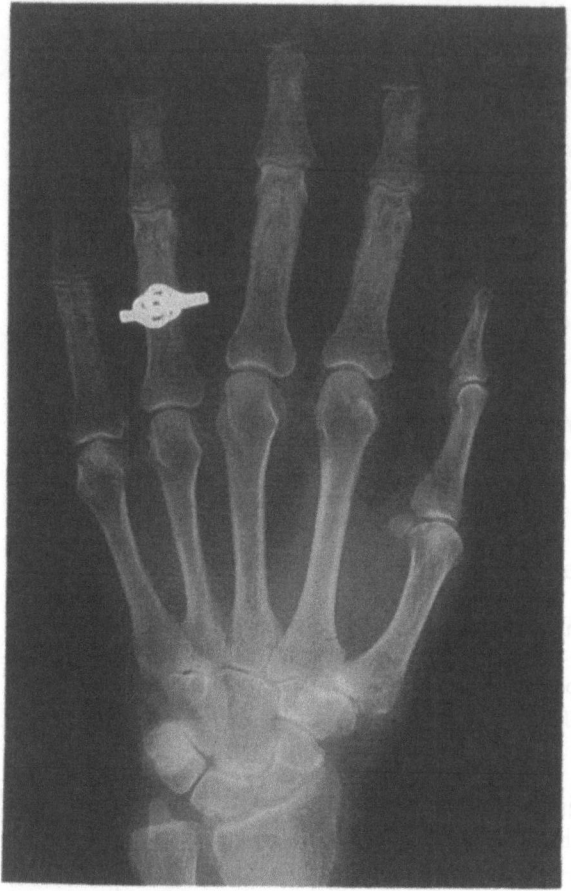

Figuur 3–3
Minimale artrotische afwijkingen in diverse vingergewrichten bij mevrouw B, terwijl zij uitsluitend ernstige klachten heeft van het linker CMC-I gewricht.

3.2.1 Kraakbeendegeneratie in stadia

Het artroseproces wordt in drie stadia onderverdeeld.

- **Stadium 0 (gezond kraakbeen)**

Gezond kraakbeen heeft een geringe turnover: de kraakbeenopbouw verloopt zeer traag en is in evenwicht met de afbraak. De lange collageenvezels hebben een duidelijke onderlinge samenhang. Er is een sterke verbinding tussen de collageenvezels en de kraakbeenmatrix.

- **Stadium 1**

De matrix verandert van samenstelling. De collageenvezels breken in stukken en hebben minder onderlinge verbindingen. Door osmose wordt meer water aangetrokken, waardoor zwelling ontstaat.

- **Stadium 2**

Door opzwellen van oppervlakkige lagen ontstaan bullae en later fissuren in het kraakbeen. Het oppervlak schilfert sneller af en wordt ruwer. Een enkele keer breekt een wat groter stukje kraakbeen af, dat als corpus liberum in de gewrichtsholte terechtkomt. De produktie van nieuw kraakbeen verloopt steeds sneller, maar de 'kwaliteit' wordt steeds minder. Aan de randen (bij de overgang kraakbeen-bot, waar meestal ook het gewrichtskapsel aanhecht) ontstaan uitwassen die, wanneer ze later verbenen, röntgenologisch zichtbaar worden als osteofyten. Door de verhoogde turnover van kraakbeen ontstaat een overmaat aan afbraakprodukten, waarvan calciumpyrofosfaat de belangrijkste is.

- **Stadium 3**

Het kraakbeen schilfert steeds verder af. Hier en daar komt het subchondrale bot bloot te liggen. Het oppervlak is zeer ruw en er ontstaan soms bloedinkjes.

3.2.2 Biomechanische consequenties

- **Stadium 0 (gezond kraakbeen)**

Het kraakbeenoppervlak is zeer glad en wordt bovendien gesmeerd door een dunne film synoviale vloeistof. De wrijving is daardoor te verwaarlozen. Onder invloed van compressie veert het gezonde kraakbeen iets door, en bij wegnemen van de vervormende kracht keert de oorspronkelijke vorm snel terug.

- **Stadium 1**

Het kraakbeen wordt zachter. Het vervormt onder invloed van langdurige druk makkelijker en het vormherstel na wegvallen van de druk verloopt trager.

- **Stadium 2**

Het kraakbeen wordt ruwer. Tijdens het bewegen, vooral tijdens het bewegen onder compressie, neemt de wrijving aanzienlijk toe. De gewrichtsoppervlakken krijgen hierdoor meer de neiging over elkaar te 'rollen' dan over elkaar te 'slippen'. Er worden daardoor grotere eisen gesteld aan spieren, pezen en ligamenten. Onder invloed van de grotere tractiekrachten ontstaan ook op de aanhechtingsplaatsen van pezen en ligamenten osteofyten.

- **Stadium 3**

Door versmalling van de gewrichtsspleet worden de ligamenten in verhouding te lang. De verhoogde wrijving kan door deze ligamenten niet meer worden gecompenseerd. Het gewricht kan abnormale standen gaan innemen en tijdens het bewegen verkeerd gaan 'sporen'. De verminderde schokdemping heeft gevolgen voor het subchondrale bot. Dit reageert met verdikking (sclerose) en soms met inzakking (necrose, microfracturen).

3.2.3 Röntgenologische veranderingen bij artrose

- **Stadium 0 en 1**

Gezond kraakbeen absorbeert geen röntgenstralen en is dus niet zichtbaar op een röntgenfoto. Ook afwijkingen aan kraakbeen kunnen op een röntgenfoto alleen indirect blijken. Kraakbeendegeneratie in stadium 1 is zelfs indirect niet zichtbaar. Röntgenologische afwijkingen vormen bij artrose (evenals bij chronische arthritis, zie paragraaf 2.7) dan ook een relatief laat symptoom.

- **Stadium 2**

Gewrichtsspleetversmalling
De contrastloze ruimte tussen twee botuiteinden noemen radiologen de 'gewrichtsspleet'. De afstand tussen de botuiteinden wordt echter vrijwel geheel ingenomen door de kraakbeenbekleding van die botstukken. Indien de 'gewrichtsspleet' smaller is dan gebruikelijk, is de logische conclusie dat het gewrichtskraakbeen versmald moet zijn. Omgekeerd betekent een normale breedte van de gewrichtsspleet niet altijd dat het kraakbeen intact is (zie de casuïstiek in paragraaf 3.4.1).

Osteofyten
Door verhoogde trekkrachten, die inwerken op de aanhechting van pezen en ligamenten, ontstaan osteofyten. Ook aan de randen van het regenererende kraakbeen ontstaan deze uitwassen. Ze bestaan uit een benige kern met een 'kap' van kraakbeen en vezelig bindweefsel. In werkelijkheid zijn osteofyten dan ook altijd groter dan de op de röntgenfoto zichtbare afwijkingen.

Subchondrale botsclerose
Waarschijnlijk doordat het bot aan grotere krachten wordt blootgesteld, als gevolg van de verminderde schokdemping van het kraakbeen, wordt het onderliggende bot meer kalkhoudend. Op de röntgenfoto is dat als een contrastrijke (dus witte) zone te zien.

Cysten in het subchondrale bot
In het verdichte bot en net daaronder ontstaan holten, gevuld met 'débris'. Deze zijn op de röntgenfoto als donkere vlekken te zien.

- **Stadium 3**

De gewrichtsspleetversmalling neemt toe. Het kan zo ver gaan dat de botstukken elkaar raken. De osteofyten worden groter. Het aanliggende bot gaat steeds meer reageren op de veranderingen in het gewricht.

Inzakken van het subchondrale bot
Dit gebeurt niet vaak en kan ook al in stadium 2 optreden. Soms is inwerking van de grotere krachten de oorzaak, maar meestal gaat het om een circulatiestoornis in het botweefsel (botinfarct).

3.2.4 Oorzaken van artrose

Meestal is de oorzaak van artrose onbekend. Artrose is zelden reversibel, en dan alleen in het beginstadium. Wanneer het proces eenmaal op gang is, verloopt het altijd min of meer op dezelfde wijze, ongeacht de eventuele oorzaak waardoor de artrose is ontstaan.

Mechanische oorzaken
Overbelasting van een gezond(!) gewricht is vrijwel niet mogelijk. Abnormale biomechanische omstandigheden kunnen wel tot artrose leiden. Mensen met congenitale heupdysplasie kunnen voor hun 30ste jaar al een flinke artrose ontwikkelen. De heup heeft een neiging tot (sub)luxatie, met als gevolg een mechanische ontsteking van het kapsel. Deze ontsteking heeft een ongunstige invloed op het kraakbeen, met als uiteindelijk gevolg artrose. Bij proefdieren is het doorsnijden van een kruisband of het verwijderen van een meniscus in de knie voldoende om in korte tijd artrose te doen ontstaan. Opmerkelijk is dat ook langdurige immobilisatie van gezonde gewrichten tot artrose kan leiden. Wanneer een contractuur van de vingers bij de ziekte van Dupuytren te lang bestaat, worden de interfalangeale gewrichten zodanig aangetast dat ook na operatie de gewrichtsfunctie zich niet herstelt. Ook een intra-articulaire fractuur, waarbij de breuklijn door het kraakbeen loopt, kan tot artrose leiden.

Chronische arthritis
Een lang bestaande, vooral heftige arthritis kan het kraakbeen aantasten. Dit komt onder andere voor bij reumatoïde arthritis, maar ook bij recidiverende mechanische arthritis en bij gewrichtsontstekingen door recidiverende intra-articulaire bloedingen (hemofilie, herhaalde ernstige traumata). Het 'normaal' blijven gebruiken van een ontstoken gewricht, bijvoorbeeld als gevolg van sensibiliteitsstoornissen, leidt waarschijnlijk snel tot destructie van het kraakbeen.

Bij ernstige artrose van één of twee gewrichten is het de moeite waard om te zoeken naar de oorzaak van die artrose. Hetzelfde geldt voor ernstige polyartrose op relatief jonge leeftijd. Als er een bijzondere oorzaak is, levert een uitgebreide algemene anamnese en tractus-anamnese meestal de belangrijkste aanwijzingen op.

3.3 Het begrip 'ongecompliceerde artrose'

In verband met klachten in of rond een gewricht worden dikwijls röntgenfoto's gemaakt. Wanneer daarop tekenen van artrose zijn te zien, rijst de vraag in hoeverre deze afwijkingen verband houden met de klachten. Er zijn dan drie mogelijkheden:
1 De klachten houden geen verband met de artrose.
2 De klachten hangen samen met 'ongecompliceerde artrose'.
3 De klachten zijn het gevolg van gecompliceerde artrose.

'Ongecompliceerde artrose' wordt hier als een nieuw begrip geïntroduceerd. Dat vereist nadere toelichting. De meeste mensen met artrose hebben betrekkelijk weinig klachten. De gegevens uit de anamnese stemmen overeen met de afwijkingen bij lichamelijk onderzoek en met de afwijkingen op de röntgenfoto's. In deze situatie kan men spreken van ongecompliceerde artrose. Deze mensen zullen overigens niet zo vaak op het spreekuur verschijnen.

3.3.1 Anamnese bij ongecompliceerde artrose

Startproblemen
Karakteristiek voor ongecompliceerde artrose is de stijfheid, die vooral optreedt nadat de betreffende gewrichten enige uren niet hebben bewogen. Ochtendstijfheid is ook een vorm van startstijfheid. Een enkele keer geeft een patiënt startproblemen aan als pijn, maar deze pijn is in de regel niet van ernstige aard. Het belangrijkste criterium voor 'normale' startproblemen is dat de klacht snel verdwijnt nadat men eenmaal in beweging is.

Geleidelijke progressie
Normaliter is er bij artrose sprake van langzame, geleidelijke toename van klachten, in de loop van vele jaren. Wanneer een patiënt met gonartrose vertelt dat de pijn in de rechter knie de laatste 3 maanden is toegenomen, kan dat niet alleen een gevolg zijn van ongecompliceerde artrose. Er is dan meer aan de hand. Bovendien is de linker knie even veel gebruikt als de rechter knie. Ook wanneer een patiënt aangeeft af en toe volkomen klachtenvrij te zijn, is ongecompliceerde artrose geen voor de hand liggende verklaring, aangezien de artrotische veranderingen zelden of nooit afnemen.

3.3.2 Lichamelijk onderzoek bij ongecompliceerde artrose

Crepitaties
Al in een heel vroeg stadium van artrose kunnen fijne crepitaties optreden tijdens vrijwel het gehele bewegingstraject. Soms zijn deze niet te horen, maar alleen te voelen, wanneer de onderzoeker tijdens het bewegen een hand op het gewricht legt. Ze worden duidelijker wanneer op de gewrichtsvlakken tij-

dens het bewegen druk wordt uitgeoefend. Bij een patiënt met patellofemorale artrose zijn crepitaties in liggende houding soms niet opwekbaar, maar wel wanneer de patiënt uit hurkzit overeind komt. Crepitaties ontstaan door het over elkaar glijden van verruwde gewrichtsoppervlakken en worden grover naarmate de artrose toeneemt. Vooral 'kraken in de nek' wordt door patiënten dikwijls gemeld. Doordat de gewrichten van de halswervelkolom zich dicht bij de oren bevinden, ontdekt de patiënt de geluiden veel eerder dan de crepitaties in andere gewrichten. Er is slechts geringe artrose nodig om crepitaties in de nek te doen ontstaan. De meeste mensen boven de 40 jaar kunnen hun nekgewrichten duidelijk horen kraken, wanneer zij het hoofd zo ver mogelijk achterover brengen en vanuit die stand rotaties met het hoofd uitvoeren.

Kapselverdikking
De stijfheid van een artrotisch gewricht is grotendeels het gevolg van het stugger en dikker worden van het gewrichtskapsel. Niet bij elk gewricht is het kapsel goed voor palpatie toegankelijk (zie paragraaf 1.3). Hydrops wijst vrijwel altijd op een bijkomende arthritis, die eveneens vaak met kapselzwelling gepaard gaat (zie paragraaf 3.4.4).

Bewegingsbeperking
Stijfheid van een artrotisch gewricht is eenvoudig vast te stellen. De beweeglijkheid van het gewricht is verminderd en de bewegingen eindigen abrupter dan bij gezonde gewrichten ('verhard eindgevoel'). De bewegingsbeperking bij ongecompliceerde artrose heeft bij elk gewricht altijd een vast patroon. Omdat de beperking wordt veroorzaakt door verminderde rekbaarheid van het kapsel, spreken we over het 'capsulaire patroon' (zie ook tabel 1-1). Indien een bewegingsbeperking volgens een ander patroon wordt gevonden, is er iets anders, of meer aan de hand dan een aandoening van het kapsel.

Een beperking volgens het capsulaire patroon wordt ook gevonden bij arthritis. Het belangrijkste klinische verschil met ongecompliceerde artrose is de pijn die een patiënt met een arthritis aangeeft aan het eind van alle bewegingen. Ook de 'remming' van passieve bewegingen voelt daarbij anders aan. Bij ongecompliceerde artrose is het 'eindgevoel' wat stugger dan normaal. Een gezonde elleboog kan bijvoorbeeld passief zo ver worden gebogen dat de weke delen van boven- en onderarm tegen elkaar worden gedrukt (zacht eindgevoel). In geval van artrose komt de flexie niet zo ver en eindigt de beweging doordat het kapsel niet verder meerekt. Bij een arthritis voelt de onderzoeker dat de patiënt zijn spieren aanspant (défense musculaire), omdat verder bewegen pijnlijk is.

3.3.3 Röntgenologische afwijkingen bij ongecompliceerde artrose

De huisarts is meestal aangewezen op een schriftelijke rapportage over foto's die hij zelf niet ziet, afkomstig van een röntgenoloog die hij niet kent. Daarom is het voor een huisarts niet alleen moeilijk om de ernst van de afwijkingen te bepalen, maar vooral ook om te beoordelen in hoeverre de eventuele afwijkingen passen bij de klachten van de patiënt. De volgende maatregelen kunnen de huisarts hierbij behulpzaam zijn:

- Bij röntgenonderzoek van perifere gewrichten is het vaak zinvol om zowel het linker als het rechter gewricht te laten afbeelden, ook al heeft de patiënt slechts aan één kant klachten.
- Bij klachten aan teen- of vingergewrichten is het aan te bevelen de hele voorvoet of hand af te beelden (dat kan vóór dezelfde prijs!).

De röntgenoloog wordt op deze manier gedwongen een uitspraak te doen over eventuele verschillen tussen het bedoelde gewricht en de overige gewrichten, waarover de patiënt niet klaagt. Dikwijls zijn artrotische afwijkingen aan het bedoelde gewricht niet ernstiger dan aan de overige gewrichten. De klachten kunnen dan niet (alleen) aan ongecompliceerde artrose worden toegeschreven. Het zou aanbeveling verdienen om van tijd tot tijd de aangevraagde röntgenfoto's zelf te bekijken, liefst samen met de röntgenoloog. Men krijgt dan een idee wat deze röntgenoloog onder bepaalde afwijkingen verstaat. Vooral in stadspraktijken bestaat het probleem dat met veel verschillende röntgenologen wordt samengewerkt. Overigens moet nog eens met nadruk worden vermeld dat bij beginnende artrose vaak nog lange tijd een normaal röntgenbeeld wordt gevonden.

Tabel 3–1 geeft een samenvatting van de afwijkingen die bij ongecompliceerde artrose kunnen worden gevonden.

Tabel 3–1
Anamnese, lichamelijk onderzoek en röntgenologische afwijkingen zijn bij ongecompliceerde artrose met elkaar in evenwicht.

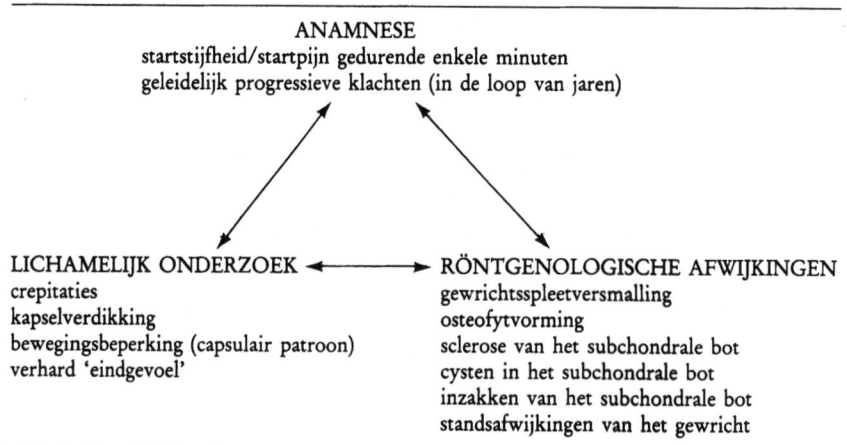

3.4 Complicaties van artrose

Er bestaat (nog) geen causale behandeling voor artrose. Op een enkele uitzondering na verloopt artrose progressief. Complicaties van artrose kunnen toenemende of intermitterende klachten veroorzaken, die vaak wel met redelijk succes kunnen worden behandeld.

> **Ongecompliceerde artrose veroorzaakt betrekkelijk weinig klachten. Wanneer een patiënt met artrose veel klachten heeft, moet worden nagegaan welke complicatie(s) daarvoor verantwoordelijk is (zijn). Dit vormt de basis voor eventuele behandeling.**

Voorbeelden van complicaties zijn:
- hypermobiliteit, eventueel instabiliteit
- overmatige stijfheid
- dérangement interne
- abnormale stand
- bijkomende arthritis
- botpijn
- vorming van corpora libera
- druk op pijnlijke structuren (bijv. compressieneuropathie)

Enkele van deze complicaties worden besproken aan de hand van casuïstiek.

3.4.1 Hypermobiliteit/instabiliteit

Instabiliteit is waarschijnlijk de voornaamste bron van klachten bij patiënten met beginnende artrose. Ligamenten hebben een sturende functie bij het uitvoeren van bewegingen; door subtiele variaties in de spanning van de banden worden bewegingen in een nauwkeurig spoor geleid. De ligamenten zijn zodanig aangehecht dat hun spanning slechts binnen nauwe grenzen varieert.

• Oorzaken van instabiliteit

Wanneer het gewrichtskraakbeen dunner wordt, komen de botstukken dichter bij elkaar te liggen en worden de ligamenten relatief te lang. Bij grote gewrichten is de kraakbeenlaag aan weerszijden van het gewricht omstreeks 2 mm dik (bij de knie zelfs 3 mm). Als gevolg van kraakbeenversmalling kan in een ligament derhalve enkele millimeters speling ontstaan. De speling in het gewricht is extra vervelend omdat het glijden van de gewrichtsoppervlakken toch al te wensen overlaat. De bewegingen verlopen niet meer soepel maar schoksgewijs, soms zelfs via een abnormaal traject ('verkeerd sporen'). De gevolgen zijn mechanische irritatie van ligamenten, een traumatische synoviitis en overbelasting van pezen en spieren, die trachten het gewricht nog enigszins in het gareel te houden. In de wervelkolom, waar de discus ongeveer 15 mm dik is, kan dat effect uiteraard nog veel groter zijn. We spreken in zo'n situatie van instabiliteit.

De tweede belangrijke factor bij het ontstaan van instabiliteit is de kwaliteit van de ligamenten. Indien er al vóór het ontstaan van artrose sprake was van een hypermobiele habitus, bestaat er een grotere kans dat artrose tot instabiliteit zal leiden. Vrouwen hebben daarom vaker instabiliteitsklachten dan mannen. Jonge mensen met snel progressieve artrose krijgen eerder instabiliteitsklachten dan oude mensen met zich langzaam ontwikkelende artrose. Er zijn ook raciale verschillen: Aziaten hebben bijvoorbeeld dikwijls een hypermobiele habitus (tabel 3–2).

Tabel 3–2
Risicogroepen voor het krijgen van instabiliteit bij artrose.

- vrouwen
- jonge, lichamelijk actieve mensen
- mensen van oosterse afkomst
- mensen met hypermobiliteit ten gevolge van aangeboren afwijkingen (syndroom van Down, syndroom van Marfan, enz.)
- reeds bestaande instabiliteit door een trauma in het verleden

Wanneer artrose geleidelijk ontstaat in een relatief weinig actieve levensfase, of wanneer het desbetreffende gewricht sterk wordt ontzien, zal er niet gauw instabiliteit ontstaan. Doordat de weke delen rond het gewricht geleidelijk verstijven, wordt de dreigende instabiliteit gecompenseerd. Indien het gewricht daarentegen dagelijks aan grote bewegingsuitslagen wordt blootgesteld, krijgen de weke delen niet de kans te verstijven. Voortdurende (ver)rekking van de ligamenten kan dan zelfs de instabiliteit steeds verder doen toenemen.
Er zijn daarnaast nog enkele factoren die van invloed zijn op het ontstaan van instabiliteit:

Gewrichtsvorm
Bij sommige gewrichten, zoals de heup en de elleboog, wordt de stabiliteit voor een groot deel gewaarborgd door de vorm van de contactvlakken. Gewrichten die voor de stabiliteit veel meer afhankelijk zijn van ligamenten, neigen bij artrose vooral tot instabiliteit (tabel 3–3).

Tabel 3–3
Gewrichten die bij artrose neigen tot instabiliteit.

- carpometacarpale I gewricht
- knie (tibiofemorale gewricht)
- knie (patellofemorale gewricht)
- cervicale wervelkolom (vooral C4 t/m C7)
- lumbale wervelkolom (vooral L3 t/m S1)

'Spierkorset'

Bij sommige gewrichten, zoals de schouder en de knie, kan een goed ontwikkelde periarticulaire musculatuur het tekort aan 'vormstabiliteit' ('vormsluiting') compenseren. Bij de therapie wordt daarvan gebruik gemaakt in de vorm van een gericht trainingsprogramma.

• Diagnostiek

De anamnese kan ons gemakkelijk op het spoor brengen van instabiliteit bij artrose. Meestal ontstaan de klachten tijdens of na relatief normaal gebruik van het gewricht: een dikke knie na een flinke wandeling of een pijnlijke duimmuis bij het pakken van een fles melk. Bij het lichamelijk onderzoek worden naast tekenen van artrose ontstekingsverschijnselen gevonden: pijn in één of meer eindstanden van het gewricht, soms warmte, hydrops of abnormale drukpijnlijkheid van (een deel van) het kapsel.

> Mevrouw B, de 53-jarige secretaresse, werd in de inleiding reeds genoemd. Zij klaagde over pijn in de linker duimmuis bij het vastpakken van zware voorwerpen, zoals ordners en boeken. De klachten waren in de loop van enkele maanden geleidelijk ontstaan en namen langzaam toe. Na een periode van hard werken bestond er ook pijn in rust. Bij onderzoek bleek de passieve repositie van de duim (fig. 3–4) zeer pijnlijk. Er bestond drukpijn op de gewrichtsspleet van het CMC-I gewricht, vooral aan de palmaire zijde. Zoals op de röntgenfoto is te zien (fig. 3–3), heeft patiënte zeer lange pijpbeenderen. Ook haar armen en be-

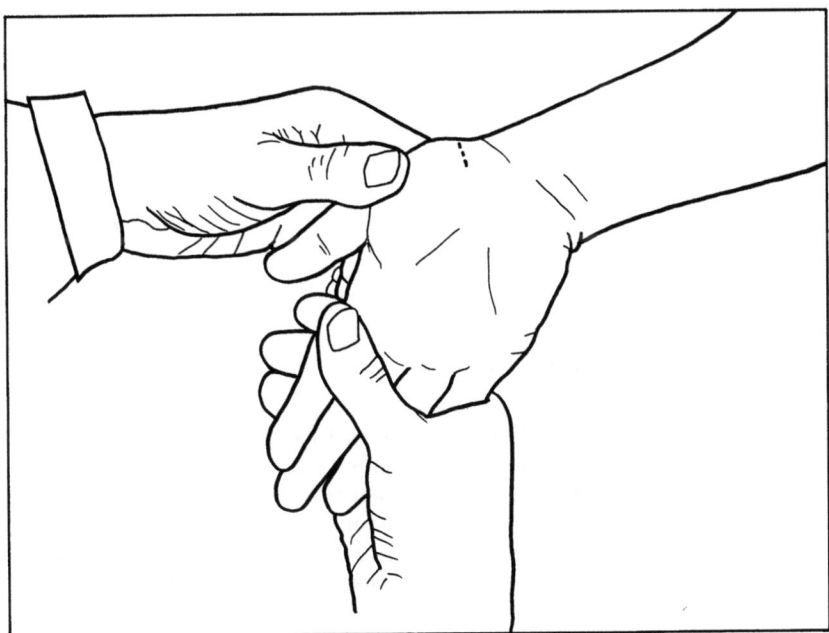

Figuur 3–4
Passieve repositie van de duim (test voor het CMC-I gewricht).

nen zijn erg lang in verhouding tot haar romp. Zij bleek het syndroom van Marfan te hebben. Dit syndroom gaat soms met hypermobiliteit gepaard. Ook bij deze patiënte was dat het geval, vooral in haar vingergewrichten. De behandeling bleek, zoals zo vaak bij het CMC-I gewricht, moeizaam. Intra-articulaire corticosteroïd injecties hielpen slechts 2 tot 4 weken. De pijn recidiveerde steeds bij hervatting van de belastende werkzaamheden.

Rust, versterken van de korte duimspieren en mobiliseren van de aangrenzende gewrichtjes vormen de belangrijkste pijlers van de therapie. Helaas duurt het dikwijls jaren alvorens de mobiliteit van het CMC-I gewricht zoveel is verminderd dat patiënten weer over de normale grijpfunctie kunnen beschikken. Het selectief immobiliseren van het CMC-I gewricht lukt vaak aardig met een spalkje (fig. 3 – 5). Een enkele keer wordt geopereerd, waarbij het os trapezium wordt verwijderd. Soms wordt daarna een siliconenprothese ingebracht, soms wordt de ruimte opgevuld door een peesinsertie te verplaatsen. Ook het gewoon openlaten van de ruimte kan tot een goed resultaat leiden.

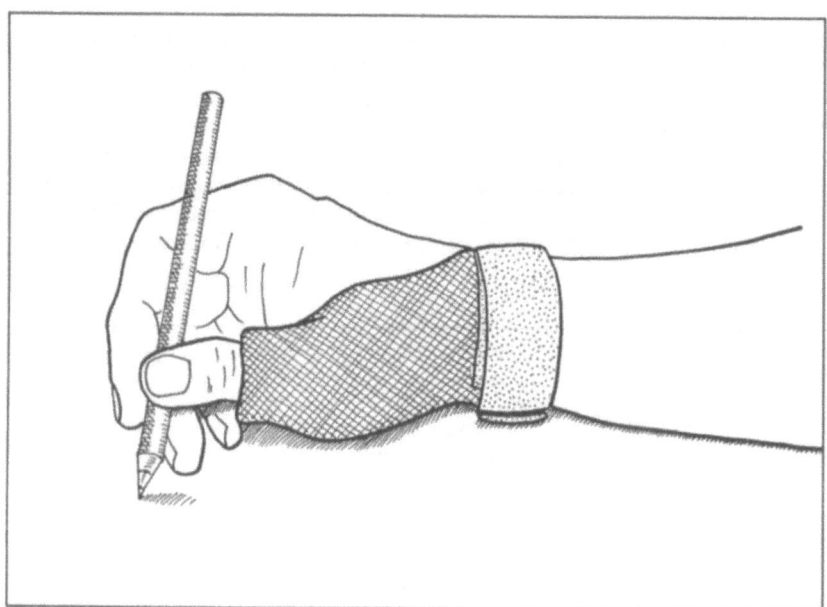

Figuur 3–5
Spalkje ter stabilisatie van het CMC-I gewricht.

Mevrouw C was 55 jaar en had pijn aan de mediale zijde van haar linker knie. Na het wandelen was de hele knie vaak pijnlijk. Zij wandelde graag en liep dan met een stok in haar linker hand. Dat leek wat onlogisch en haar werd dan ook geadviseerd de stok in de andere hand te nemen. Maar daar kon zij niet aan wennen. Zij waggelde erg bij het lopen, waarbij opviel dat zij vooral sterk naar links overhelde en op haar stok leunde zodra zij haar linker been belastte. Als het helemaal niet meer ging, kreeg zij weleens een intra-articulaire corticosteroïd injectie; dat gebeurde ongeveer tweemaal per jaar. De afwijkingen op de röntgenfoto leken erg mee te vallen (fig. 3 – 6), totdat een foto in stand werd vervaardigd (fig. 3 – 7). Deze toonde direct botcontact aan de mediale zijde. De röntgenolo-

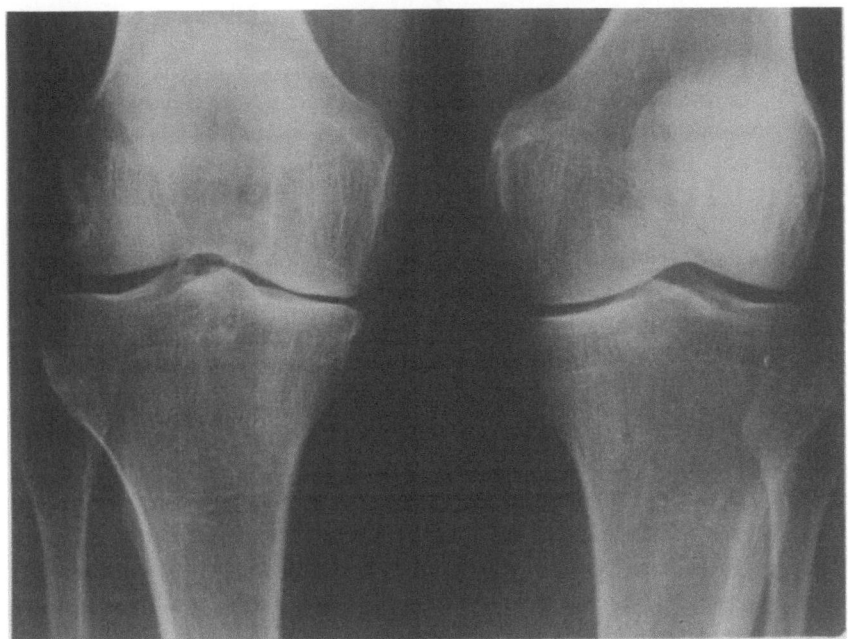

Figuur 3-6
Mevrouw C: kniefoto liggend genomen.

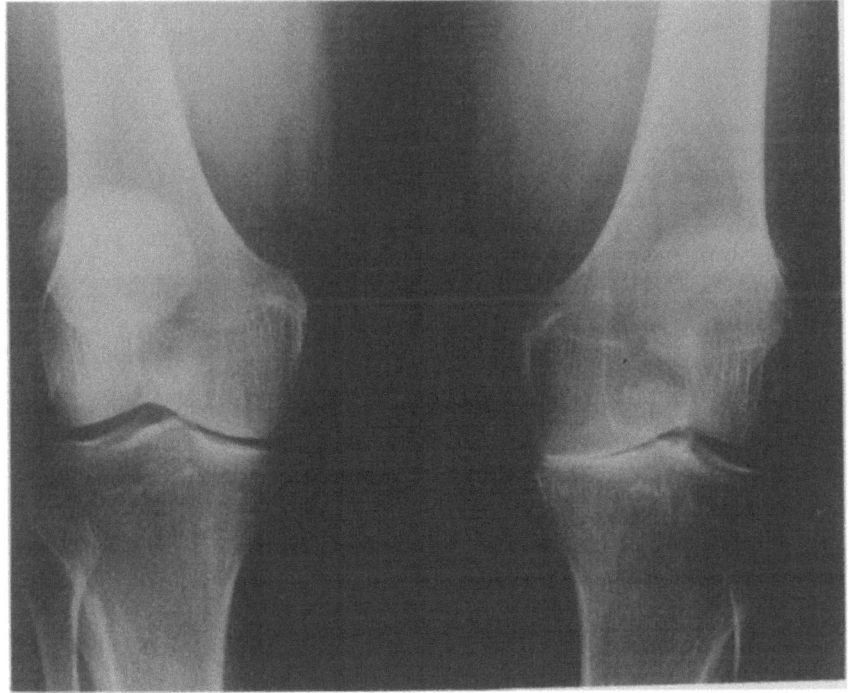

Figuur 3-7
Mevrouw C: kniefoto in stand genomen.

gisch waarneembare 'gewrichtsspleet' op de in liggende positie gemaakte foto bestond dus niet uit kraakbeen, maar uit gewrichtsvloeistof. Toen was ook duidelijk waarom patiënte haar stok zo graag aan de linker kant gebruikte: zij kon op die manier verder naar links overhellen, waardoor zij vooral op het laterale deel van het kniegewricht kon steunen. Mevrouw C werd uiteindelijk geopereerd.

- **Therapie bij artrose met instabiliteit**

De conservatieve behandeling van een instabiel gewricht is niet eenvoudig en werpt vaak pas na maanden tot jaren vruchten af (tabel 3–4). Het idee is dat (partiële) immobilisatie leidt tot verstijving (schrompeling?) van gewrichtskapsel en ligamenten. Anderzijds worden de periarticulaire spieren zo goed mogelijk getraind om zowel de kracht als de coördinatie te verbeteren. Een 'sterk spierkorset' kan overigens de instabiliteit nooit volledig compenseren. Bij onverwachte bewegingen (een duw krijgen, misstappen) komen ook sterke spieren net te laat. Dan ontstaat algauw een nieuwe distorsie of een subluxatie, met als gevolg een traumatische capsulitis. De ontstekingsverschijnselen moeten tijdig worden behandeld met rust en zo nodig antiflogistica, ten einde verdere beschadiging van het gewricht te voorkomen. Het gebruik van uitwendige hulpmiddelen (halskraag, spalk, korset) is in principe van tijdelijke aard. Zodra de capsulaire en musculaire stabiliteit verbetert, kunnen de maatregelen vaak worden versoepeld.

Tabel 3–4
Therapie bij artrose met instabiliteit.

- rust voor kapsel en ligamenten
- spierversterking, coördinatieverbetering
- hulpmiddelen: stok, kraag, korset, spalk, steunzool
- bij klachten van dragende gewrichten zo nodig gewichtsvermindering
- preventie en intensieve behandeling van secundaire arthritis (rust, medicamenteus)
- eventueel operatie

Er wordt naar gestreefd de omstandigheden voor het gewricht zo gunstig mogelijk te maken. Wanneer instabiliteit tijdig wordt herkend, kan worden voorkomen dat gewrichten die eigenlijk met rust gelaten moeten worden, eindeloos worden geoefend, gemobiliseerd en/of gemanipuleerd. Wanneer ondanks alle conservatieve maatregelen ernstige klachten blijven bestaan, kan een operatieve ingreep worden overwogen.

3.4.2 Overmatige bewegingsbeperking

In de vorige paragraaf is uiteengezet hoe kraakbeendegeneratie aanleiding kan geven tot instabiliteit, en hoe stijfheid van het kapsel een deel van de gevolgen van deze degeneratie kan compenseren. Het omgekeerde probleem kan zich eveneens voordoen: een gewricht is veel stijver dan op grond van andere (meestal röntgenologische) symptomen van de artrose zou worden verwacht. Mensen met een verhoogd risico voor overmatig stijve gewrichten zijn natuurlijk de tegenpolen van de mensen met neiging tot instabiele gewrichten: mannen op leeftijd, die lichamelijk weinig actief zijn. De gewrichten die bij artrose neigen tot een sterke bewegingsbeperking, staan vermeld in tabel 3–5.

Tabel 3–5
Gewrichten die bij artrose neigen tot overmatige stijfheid.

- distale en proximale interfalangeale gewrichten
- metacarpofalangeale I
- elleboog
- heup
- thoracale wervelkolom
- metatarsofalangeale I

De ernstige bewegingsbeperking kan op zichzelf reeds klachten veroorzaken, zoals bijvoorbeeld bij een hallux rigidus. Zodra de beweeglijkheid van het gewricht geheel is opgeheven, verdwijnen de pijnklachten. De klachten ontstaan echter ook vaak in de aangrenzende, instabiele artrotische gewrichten, zoals blijkt uit de volgende casuïstiek.

> Mevrouw D had lage rugpijn, precies in de mediaanlijn, bij staan en lopen. Het liefst liep ze wat voorover, met een boodschappentas op de rug. Zitten vond ze heerlijk. Bij onderzoek stond patiënte in een versterkte lordose, de lumbale wervelkolom was zeer mobiel. Actief lordoseren was echter pijnlijk. De röntgenfoto (in stand genomen) toonde een enorme hyperlordose (fig. 3–8). Het was merkwaardig dat patiënte in hyperlordose stond, en toch actief lordoseren uiterst onaangenaam vond. In het algemeen zal een patiënt juist proberen de minst pijnlijke stand te handhaven. Bij het verdere lichamelijk onderzoek werd de oorzaak duidelijk: er bestond een ernstige extensiebeperking in de heupen als gevolg van coxartrose (fig. 3–9). Een bilaterale heupartroplastiek leek de enige uitweg. Toch is het gelukt patiënte redelijk klachtenvrij te krijgen door intensief oefenen en rekken onder leiding van een fysiotherapeut, waarbij ook de buik- en bilspieren werden getraind.

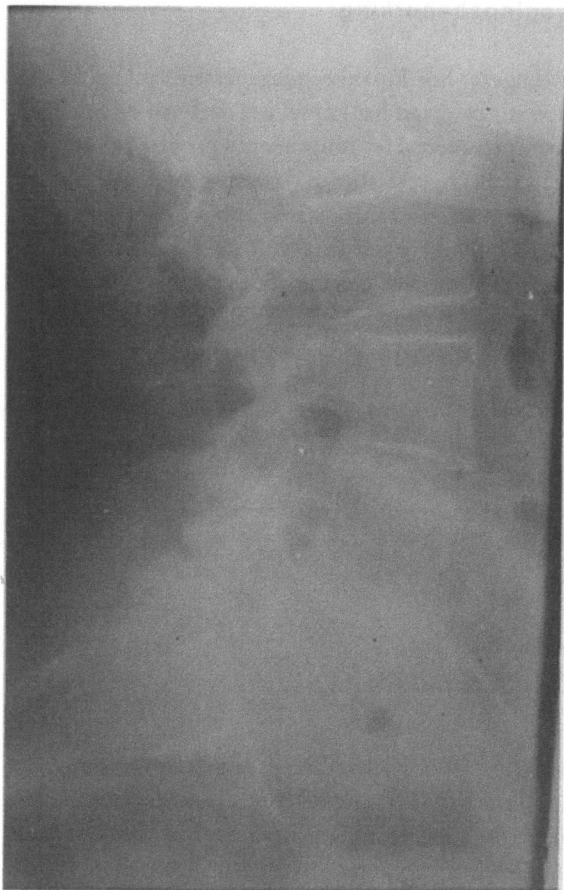

Figuur 3-8
Mevrouw D: osteoporose, ernstige hyperlordose.

- **Therapie bij artrose met overmatige stijfheid**

Als de artrose niet al te ver gevorderd is, kan worden getracht het gewricht te mobiliseren, zowel door passieve mobilisatie (fysiotherapie) als door actief oefenen. De behandeling verloopt vaak moeizaam. Het is de kunst om het kapsel zo geleidelijk op te rekken dat geen irritatie (ontstekingsreactie) ontstaat in het desbetreffende gewricht. Het duurt lang voordat enig resultaat wordt gezien. Het is dan ook soms moeilijk om de patiënt te motiveren dagelijks (!) volgens een vast programma te blijven oefenen. Alleen passieve oefentherapie door een fysiotherapeut, zonder huiswerkinstructies, heeft geen enkele zin.

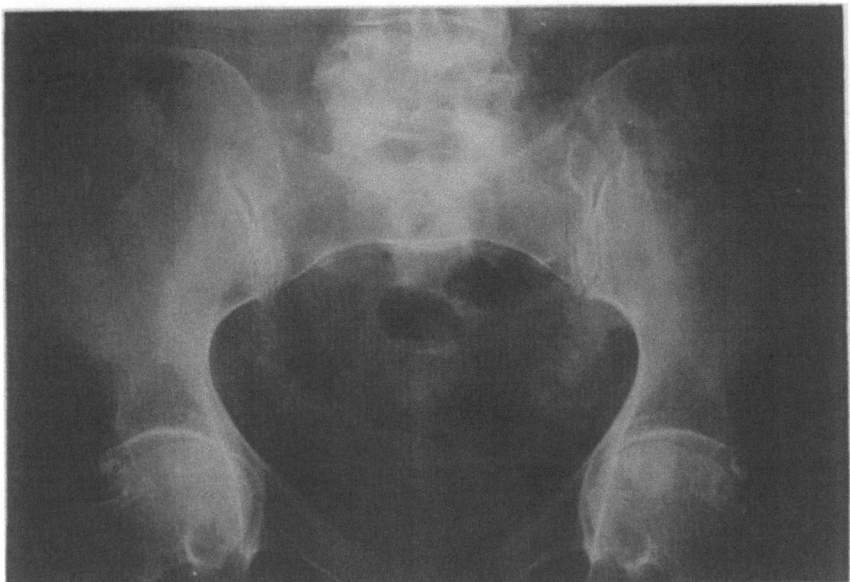

Figuur 3-9
Mevrouw D: ernstige coxartrose met misvorming van de femurkoppen. Klinisch ernstige extensiebeperking.

> De heer E, 49 jaar, had sinds 5 maanden heftige pijn rond het basisgewricht van zijn grote teen. Hij had geen idee hoe hij daaraan gekomen was. Na het raadplegen van zijn medische encyclopedie meende hij jicht te hebben. Zijn huisarts dacht veeleer aan artrose en liet ter bevestiging van dit vermoeden een foto van de grote teen maken. Omdat er in het röntgenverslag inderdaad melding werd gemaakt van enige artrose en omdat patiënt veel last had, werd hij verwezen. Bij lichamelijk onderzoek bleken de gewrichten van de grote teen niet gezwollen of rood. Tijdens het lopen op blote voeten was goed te zien dat patiënt de voet over de laterale rand afwikkelde. Passief bewegen van het basisgewricht van de grote teen was in alle richtingen pijnlijk. Het viel daarbij op dat de pijn al voelbaar was voordat het eind van de beweging was bereikt. Aangezien er röntgenologisch slechts geringe tekenen van artrose waren, rees direct het vermoeden van een kapseladhesie. Voor alle zekerheid werd ter vergelijking nog een röntgenfoto van de andere voet gemaakt (fig. 3 - 10). Bij controle, twee weken later, werd patiënt gerustgesteld: zijn andere grote teen was röntgenologisch net zo slecht, of net zo goed. Aangezien hij daarvan geen last had, werd hem voorgesteld door een fysiotherapeut het aangedane gewricht te laten mobiliseren. Patiënt vertelde echter dat het niet meer nodig was: na het (wat hardhandige) onderzoek had hij een dag veel napijn gehad, maar daarna waren zijn klachten geheel verdwenen.

Indien met mobiliseren en oefenen onvoldoende effect wordt bereikt, kan ook de totaal omgekeerde weg worden bewandeld. Het gewricht wordt dan juist geïmmobiliseerd, respectievelijk ontzien door middel van een halskraag, een spalk, een korset of een afwikkelbalkje. Vanaf dat moment is er geen weg terug meer. Dan is ook het moment aangebroken om de omgeving van de pa-

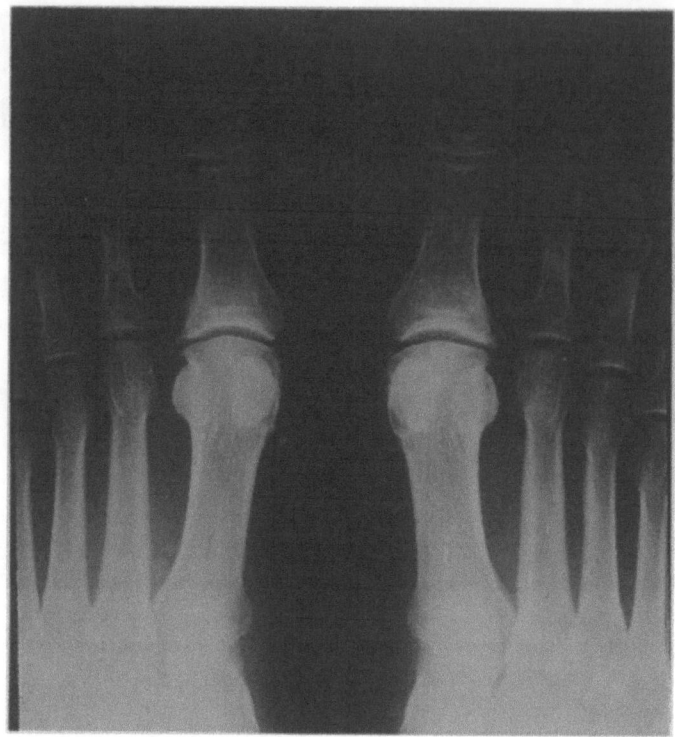

Figuur 3-10
De heer E: minimale artrose van beide MTP-I gewrichten.

tiënt aan te passen aan zijn kwaal (keukenhulpmiddeltjes bij aandoeningen van de vingergewrichten, een wandelstok bij een extensiebeperking van de heupen, enzovoort). Deze aanpassingen hebben natuurlijk als nadeel dat ze de kwaal zowel psychisch als lichamelijk bevestigen. Als conservatieve behandeling faalt, biedt een operatie vaak nog uitkomst (tabel 3-6).

Tabel 3-6
Therapeutische mogelijkheden bij overmatige gewrichtsstijfheid.

• mobiliseren	indien dat niet lukt:
• oefenen	• immobiliseren (kraag, korset,
• activeren	spalk, wandelstok, steunzool)
• ergonomische adviezen	• operatie

3.4.3 Dérangement interne

Onder dérangement interne verstaan wij een situatie waarbij de beweeglijkheid van een gewricht gestoord is, doordat één van de (normale of pathologische) structuren in dat gewricht zich op een abnormale plaats bevindt. Sommigen gebruiken in dergelijke situaties het woord 'blokkering'. Het wordt in veel gevallen niet duidelijk wat precies het anatomisch substraat is van zo'n dérangement interne. Soms is er een los stukje bot of kraakbeen (corpus liberum, gewrichtsmuis) aantoonbaar. Vaak blijft de oorzaak echter onbekend.

- **Klinisch beeld**

Het belangrijkste kenmerk van een dérangement interne is een bewegingsbeperking volgens een ander patroon dan het capsulaire patroon. Meestal is de beweging slechts in één richting beperkt. Een poging om toch in de pijnlijke richting passief verder te bewegen is uiterst pijnlijk. Daarbij is het eindgevoel duidelijk anders dan normaal: hetzij 'spastisch' (actief spierverzet ten gevolge van pijn en angst), hetzij 'verend' of 'rubberachtig' ten gevolge van een ingeklemd fragment. Vaak ontstaan de klachten heel plotseling, niet zelden is de beperking ook ineens weer verdwenen.

- **Therapie**

In geval van een dérangement interne kan worden getracht de normale beweeglijkheid te herstellen door middel van voorzichtig bewegen in alle fysiologische richtingen. Desgewenst kan daarbij tractie worden gegeven. Fysiotherapeuten kunnen bepaalde manipulatietechnieken toepassen. Bij een aangetoond corpus liberum kan operatieve behandeling worden overwogen.

3.4.4 Artrose met arthritis

Het is mogelijk dat bij lichamelijk onderzoek van een patiënt met gewrichtsklachten aanwijzingen worden gevonden voor een arthritis (hydrops, pijnlijke bewegingsbeperking met défense musculaire), terwijl op de röntgenfoto alleen aanwijzingen voor artrose worden gezien. In principe zijn er dan drie mogelijkheden:
1 Er is sprake van een mechanische overbelasting van het gewricht, dat door de artrose extra kwetsbaar is (instabiliteit of overmatige stijfheid).
2 Een acute arthritis kan ontstaan door het vrijkomen van calciumpyrofosfaatkristallen (pseudo-jicht). Calciumpyrofosfaat is een afvalproduct van de kraakbeenstofwisseling, dat zich kan ophopen in het gewrichtskraakbeen, maar vooral in de meniscus of in de discus articularis van het polsgewricht. Röntgenologisch zijn die kristalophopingen soms zichtbaar; men spreekt dan van chondrocalcinosis.
3 De arthritis staat los van de artrose: ook in een artrotisch gewricht kan een reumatoïde, bacteriële of andere arthritis ontstaan.

- **Therapie**

De behandeling van de arthritis is onafhankelijk van de aanwezige artrose; wij verwijzen hiervoor naar hoofdstuk 2. In elk geval is behandeling noodzakelijk, omdat het langdurig blijven bestaan van ontstekingsverschijnselen in het gewricht extra schadelijk is voor het toch al artrotische kraakbeen.

3.4.5 Botpijn

In een laat stadium van artrose kunnen pijnklachten optreden door bot-botcontact of door verhoging van de intra-ossale druk, met als gevolg soms het ontstaan van botinfarcten. Deze pijn treedt vooral ook 's nachts op en is vrijwel niet te beïnvloeden. Met name intra-articulaire corticosteroïd injecties hebben hierbij geen enkel effect. Operatieve behandeling (in de regel een gewrichtsvervangende operatie) is de enige therapeutische mogelijkheid.

3.4.6 Overige complicaties van artrose

Er zijn nog talrijke andere complicaties van artrose denkbaar. Zo kan een standsverandering in het gewricht ontstaan, bijvoorbeeld in de distale interfalangeale vingergewrichten en in de metatarsofalangeale-I gewrichten (hallux valgus). Bij artrose van het schoudergewricht heeft de humeruskop tijdens bewegingen van de arm de neiging naar craniaal te 'rollen'. Een beschadiging van de rotator cuff kan daarvan het gevolg zijn.
Grote osteofyten kunnen druk uitoefenen op aangrenzende structuren. Artrose van de pols met zwelling kan leiden tot een verhoogde druk op de nervus medianus (carpale-tunnelsyndroom). We kunnen niet alle complicaties in dit hoofdstuk uitputtend bespreken. Het is slechts onze bedoeling aan te geven dat klachten van patiënten die artrotische gewrichten hebben, vaak heel goed zijn te behandelen, hoewel de artrose door de behandeling niet kan worden beïnvloed. Daartoe moet worden gezocht naar de (vaak secundaire) factoren die rechtstreeks de klachten veroorzaken.

3.5 Artrose in de wervelkolom

Bij artrose in de wervelkolom zullen ongeveer dezelfde mechanismen een rol spelen als bij artrose van perifere gewrichten. Het is echter onmogelijk de talloze samenstellende gewrichten afzonderlijk te onderzoeken. Sommige therapievormen zijn gebaseerd op het idee van instabiliteit (oefentherapie, stabiliseren, korset, halskraag). Wanneer de behandelaar denkt aan overmatige stijfheid, 'blokkering' of dérangement interne, wordt gemobiliseerd of gemanipuleerd. Wetenschappelijk onderzoek heeft tot nu toe het voordeel van de ene behandeling boven de andere niet kunnen aantonen.

Druk door osteofyten of een discusfragment vormt bij uitstek een complicatie van artrose in de wervelkolom (radiculaire symptomen). Deze problematiek wordt in de neurologische en orthopedische literatuur uitvoerig beschreven, zodat we er in dit boek verder geen aandacht aan besteden.

4

Aandoeningen van de weke delen

4.1	Inleiding	65
4.2	Peesontstekingen	66
4.2.1	Mechanische tendinitis	67
4.2.2	Degeneratieve tendinitis	67
4.2.3	Diagnostiek van tendinitis	67
4.2.4	Therapie bij peesletsels	68
4.3	Peesschedeontstekingen en slijmbeursontstekingen	69
4.3.1	Diagnostiek van peesschedeontstekingen en slijmbeursontstekingen	69
4.3.2	Therapie bij peesschedeontstekingen en slijmbeursontstekingen	70
4.4	Bandletsels	70
4.4.1	Diagnostiek van bandletsels	70
4.4.2	Therapie bij bandletsels	71
4.5	Spierletsels	71
4.5.1	Diagnostiek van spierletsels	71
4.5.2	Therapie bij spierletsels	72
4.6	Artralgie/myalgie/fibromyalgie	72
4.6.1	Artralgie	72
4.6.2	Myalgie	72
4.6.3	Fibromyalgie	74

4.1 Inleiding

Weke-delenletsels vormen waarschijnlijk de meest omstreden categorie aandoeningen van het bewegingsapparaat. Gewrichtsziekten als arthritis en artrose zijn altijd wel op een of andere manier te objectiveren of op zijn minst heel aannemelijk te maken. Heeft een patiënt gewrichtsklachten en worden geen aanwijzingen gevonden voor arthritis of artrose, dan hebben artsen, fysiotherapeuten en andere hulpverleners de behoefte om de aandoening toch te benoemen. De nomenclatuur is op dit gebied heel gevarieerd en veel minder gestandaardiseerd dan bij articulaire aandoeningen. 'Weke-delenreuma' is een veelvuldig gehanteerde term. We zouden onder de term 'weke delen' willen verstaan: alle structuren van het bewegingsapparaat die niet tot het gewricht in engere zin behoren. Tot het gewricht rekenen wij dan: de benige gewrichtsdelen, het gewrichtskraakbeen, de membrana synovialis en de capsula fibrosa. Weke-delenreuma heeft niets te maken met reuma, in de zin van reumatoïde arthritis. De patiënt kan echter gaan denken een vorm van reuma te hebben. Wij willen dan ook aanbevelen deze term niet (meer) te gebruiken.

Een andere uitdrukking is 'periarthritis', met als meest voorkomende toevoeging 'humeroscapularis'. Op zich is die term in veel gevallen te verdedigen: er is sprake van een aandoening rond het gewricht (periarticulair), en meestal is de afwijking van ontstekingsachtige aard (-itis). Wanneer een arts voor alle periarticulaire aandoeningen dezelfde therapeutische gedragslijn hanteert, is een nadere precisering niet noodzakelijk. Maar zodra men de behandeling afstemt op de aard van het klinische beeld, is de diagnose periarthritis niet toereikend.

Benamingen die eindigen op -algie (artralgie, myalgie, ischialgie) hebben de minste betekenis. Hiermee wordt slechts aangeduid dat de patiënt ergens pijn heeft. Het is de arts vaak niet te verwijten dat hij geen 'echte' diagnose kan stellen. Maar waarom in die gevallen niet gewoon Nederlands gebruikt: 'Patiënt heeft volgens mij een pijnlijk gewricht, pijn in de spieren of pijn in het been'? Aan het eind van dit hoofdstuk worden enkele paragrafen aan de '-algieën' gewijd.

> **Weke-delenreuma is een misleidende term die onnodige ongerustheid bij de patiënt teweeg kan brengen.**

Ook in dit hoofdstuk trachten wij weer een praktische werkhypothese te presenteren, voornamelijk gebaseerd op anatomische en biomechanische inzichten, persoonlijke praktijkervaring en het 'gezonde verstand'. Besproken worden alleen de verschillende categorieën aandoeningen. Voor het onderzoek naar de juiste lokalisatie van het letsel verwijzen we naar *Onderzoek van het bewegingsapparaat*.

4.2 Peesontstekingen

Bij een peesontsteking (tendinitis) is meestal sprake van een ontstekingsproces in het peritendineuze weefsel. Zo'n ontsteking kan het gevolg zijn van een trauma of een infectie, het kan een reactie zijn op degeneratieve veranderingen in het peesweefsel en het kan een onderdeel zijn van een algemene ontstekingsziekte. In de dagelijkse praktijk zijn infectieuze en 'reumatische' peesontstekingen betrekkelijk zeldzaam. Hoewel de arts hierop wel verdacht moet zijn, beperken wij ons hierna tot de posttraumatische en degeneratieve peesaandoeningen.

4.2.1 Mechanische tendinitis

Bij peesletsels als gevolg van een trauma of 'overbelasting' moet de mechanische oorzaak in de anamnese zijn terug te vinden. Een enkele keer is de oorzaak heel duidelijk, maar dikwijls lijkt het trauma of de 'overbelasting' nauwelijks ernstig genoeg om zoveel klachten te veroorzaken. Het kan zijn dat tevoren het peesweefsel ter plaatse al enigszins degeneratief was veranderd. Het is waarschijnlijk geen toeval dat een 'tenniselleboog' vrijwel uitsluitend na het 35ste levensjaar ontstaat. De reden dat het woord 'overbelasting' steeds tussen aanhalingstekens is geplaatst, is de omstandigheid dat gezond weefsel nauwelijks kan worden overbelast. Een uitzondering wordt gevormd door de insertieplaatsen van pezen, die als gevolg van zware belasting geïrriteerd (ontstoken) kunnen raken. De blessure ontstaat dan ten gevolge van een ernstig trauma, in het kader van intensieve sportbeoefening of door een onevenwichtig trainingsprogramma, waarbij een pees aan extreme belasting werd blootgesteld. In veel gevallen bevindt het letsel zich bij de aanhechting van de pees aan het bot (insertietendopathie).

4.2.2 Degeneratieve tendinitis

Degeneratieve tendinitiden veroorzaken klachten die ogenschijnlijk zomaar vanzelf ontstaan, soms na mechanische belasting. Het betreft wat oudere patiënten (boven de 40 jaar). Degeneratieve afwijkingen in pezen bevinden zich meestal niet ter hoogte van de insertie, maar op één tot enkele centimeters afstand daarvan. Waarschijnlijk speelt de vascularisatie van de pees hierbij een rol. De bloedvaten bereiken de pees vanuit de spierbuik en vanuit het bot. Soms is er halverwege een betrekkelijk klein gebied in de pees dat vaatarm is. Dat is onder andere bekend van de achillespees, de rotatorenmanchet in de schouder en de pees van de lange kop van de biceps. Een peesruptuur ontstaat ook vrijwel nooit bij de insertie, maar een paar centimeter daarvandaan.

4.2.3 Diagnostiek van tendinitis

Een pijnlijke laesie in een pees kan theoretisch het best worden opgespoord door op de betreffende pees zo selectief mogelijk spanning aan te brengen, hetzij door passief rekken, hetzij door isometrische contractie van de bijbehorende spier. In de praktijk worden bij een passieve rektest bijna altijd ook andere structuren gerekt, zoals gewrichtskapsel en ligamenten. Ook een isometrische weerstandstest is lang niet altijd specifiek: de pees insereert behalve aan het bot vaak ook aan een fascie en/of aan het gewrichtskapsel. Een pijnlijke weerstandstest sluit een capsulaire aandoening dus lang niet altijd uit.

Een peesontsteking kan met enige waarschijnlijkheid worden vermoed wanneer het gewricht geheel normaal beweeglijk is, slechts één rektest pijnlijk is en ook de bijbehorende weerstandstest pijn opwekt. Als extra controle kan de weerstandstest nog worden uitgevoerd vanuit ontspannen, respectievelijk gerekte toestand van de pees. In het laatste geval zou de test dan pijnlijker moeten zijn dan in het eerste geval. Een voorbeeld: de m. rectus femoris is een flexor van de heup en een extensor van de knie. Een patiënt met pijn in de lies heeft volledig normaal bewegende heupen en knieën. De pijn blijkt alleen op te wekken wanneer de patiënt op de buik ligt, door extensie van de knie tegen weerstand, waarbij de knie vooraf meer dan 90° wordt gebogen. In rugligging is de pijn niet te provoceren, aangezien de m. rectus femoris dan onvoldoende 'voorspanning' heeft.

Wanneer men de ligging en de functie van de spieren en pezen kent, kan men de rek- en weerstandstests voor de spieren en pezen zelf bedenken. Voor meer details over het functieonderzoek verwijzen we naar *Onderzoek van het bewegingsapparaat*.

4.2.4 Therapie bij peesletsels

De meeste hulpverleners die zich met de behandeling van peesletsels bezighouden, adviseren gedoseerde rust (het aanpassen van de activiteiten aan de klachten), rekken en een of andere vorm van fysiotherapie. Bij aanwijsbare, onjuiste houdings-, bewegings- of trainingsgewoonte kan er ook sprake zijn van een meer causale behandeling en preventieve maatregelen. Naar onze ervaring hebben peesletsels een betere prognose naarmate de patiënt jonger is. Met het vorderen van de leeftijd spelen degeneratieve veranderingen een steeds belangrijker rol. Degeneratieve afwijkingen zijn (conservatief) niet te behandelen. De secundaire ontstekingsreactie reageert meestal matig tot slecht op genoemde therapeutische maatregelen. Lokale injecties met een corticosteroïd, mits lege artis uitgevoerd, kunnen worden overwogen. Bij persisterende klachten is soms een operatieve behandeling geïndiceerd. Daarbij wordt het degeneratieve weefsel geëxcideerd en wordt zo nodig ruimte geschapen voor het vrij bewegen van de door ontsteking gezwollen en pijnlijke structuur.

> Een 'peesontsteking' bij een jonge sporter wordt veroorzaakt door extreme belasting van pre-existent gezond peesweefsel. De prognose van deze aandoening is gunstig, zowel met als zonder behandeling. Een 'peesontsteking' bij een patiënt ouder dan 35 tot 40 jaar wordt waarschijnlijk (mede) veroorzaakt door pre-existente degeneratieve veranderingen in de pees. De prognose is in dit geval aanzienlijk minder gunstig, zowel met als zonder behandeling.

4.3 Peesschedeontstekingen en slijmbeursontstekingen

Peesscheden en bursae bestaan, evenals het weefsel dat gewrichten bekleedt, uit een synoviale membraan (membrana synovialis) en een lamina fibrosa. In de regel zijn de weefsellagen echter dunner dan bij een gewrichtskapsel. Sommige auteurs maken bij peesschedeontstekingen een onderscheid tussen een tenosynoviitis (ontsteking van de membrana synovialis) en een tendovaginitis (ontsteking van de lamina fibrosa). Klinisch is dat niet erg relevant: de klachten zijn hetzelfde en ook voor de behandeling maakt het geen verschil.

Peesscheden en bursae ontstaan op alle plaatsen in het lichaam waar stugge structuren onder druk ten opzichte van elkaar of ten opzichte van de buitenwereld (bijv. schoeisel) bewegen. De meeste peesscheden en bursae zijn bij de geboorte nog niet aanwezig, maar ontstaan in de loop van het leven als gevolg van genoemde wrijving. Sommige anatomische afwijkingen (bijv. een hallux valgus of een Haglundse exostose aan de calcaneus) leiden door druk en wrijving tot de vorming van een bursa.

Een ontsteking van een peesschede of een bursa wordt meestal veroorzaakt door overmatige wrijving tussen twee stugge structuren: na excessief gebruik van het betrokken lichaamsdeel of door de aanwezigheid van een anatomische afwijking (exostose of een ander ruimte innemend proces). Uiteraard kunnen dergelijke ontstekingen ook ontstaan als gevolg van een trauma, een infectie of een algemene 'reumatische' ziekte. Aanwijzingen daarvoor vinden we in de anamnese en soms ook bij het lichamelijk onderzoek.

4.3.1 Diagnostiek van peesschedeontstekingen en slijmbeursontstekingen

Soms is de diagnose eenvoudig te stellen, namelijk wanneer de ontstoken peesschede of bursa oppervlakkig gelegen is. Er is dan een lokale zwelling te zien. Soms is er zelfs sprake van roodheid. Roodheid en ongewoon sterke zwelling vormen een indicatie tot nader onderzoek (infectie?, reumatologische ziekte?). Is er geen zwelling of roodheid zichtbaar, dan berust de diagnose alleen op het functieonderzoek. Een peesschedeontsteking en een bursitis hebben in het algemeen geen invloed op de beweeglijkheid van de naburige gewrichten. Pijn kan worden opgewekt door de pees ten opzichte van zijn peesschede te bewegen (rektest voor de pees), respectievelijk druk uit te oefenen op de bursa (compressietest). Theoretisch behoren de isometrische weerstandstests pijnloos te zijn. In de praktijk treedt daarbij echter toch weleens pijn op. In veel gevallen wordt de diagnose bursitis per exclusionem gesteld. Soms kan de diagnose worden bevestigd met behulp van een gerichte lokale anesthesie. Als de bedoelde structuur nauwkeurig is geïnfiltreerd en de pijn daarna volledig is verdwenen, pleit dat voor de vermoede aandoening.

4.3.2 Therapie bij peesschedeontstekingen en slijmbeursontstekingen

Wanneer het duidelijk is waardoor de peesschede- of slijmbeursontsteking is ontstaan, zijn causale behandeling en preventie soms mogelijk (verbetering van de statiek, het wegnemen van overmatige druk, houdings- en bewegingsinstructies). Meestal is dat niet voldoende en moet ook een symptomatische behandeling worden gegeven (zie o.a. hoofdstuk 7). Net als het gewrichtskapsel reageren ontstoken peesscheden en bursae in het algemeen op lokale massage (fricties) met verergering van de symptomen. Een tweede overeenkomst met ontstekingen van het gewrichtskapsel is de gunstige reactie op lokale corticosteroïd injecties. Vanzelfsprekend moet een infectie tevoren worden uitgesloten. Doorgaans is een aantal van 1 tot 3 injecties afdoende; de benodigde dosis is heel gering, mits de injectie op de juiste wijze wordt gegeven (zie de hoofdstukken 6 en 7). Het gevaar van schadelijke neveneffecten is in dat geval te verwaarlozen.

4.4 Bandletsels

Letsels van ligamenten ontstaan vrijwel altijd door een trauma (distorsie). Een enkele keer is de oorzaak chronische overbelasting door afwijkingen in de statiek. Een voorbeeld is het mediale enkelbandletsel bij ernstige platvoeten.

4.4.1 Diagnostiek van bandletsels

Kort na het trauma is er meestal sprake van zwelling en bewegingsbeperking van het getroffen gewricht (hematoom, hydrops). Alle actieve en passieve bewegingen zijn dan pijnlijk, zodat het functieonderzoek weinig relevante informatie oplevert. In de acute fase is het wel van belang tijdig vast te stellen of er sprake is van een grote ruptuur. Het is vrijwel altijd mogelijk om met subtiele handgrepen overmatige speling in het gewricht vast te stellen zonder het gewricht in de uiterste standen te brengen. Deze handgrepen worden met heel weinig kracht uitgevoerd: een grote ruptuur laat een vermeerderde beweeglijkheid toe, soms ook in abnormale richtingen, zonder dat veel (extra) pijn ontstaat.

Wanneer de beweeglijkheid van het gewricht door haemarthros of hydrops sterk is verminderd, wordt het vaststellen van speling (instabiliteit) bemoeilijkt. Gewrichtspunctie is van nut om te differentiëren tussen haemarthros en hydrops; bovendien kan de beweeglijkheid van het gewricht na aspiratie van het intra-articulaire vocht beter worden beoordeeld. Is het niet goed mogelijk een ruptuur vast te stellen of uit te sluiten, dan is het aan te bevelen de patiënt na enkele dagen opnieuw te onderzoeken.

4.4.2 Therapie bij bandletsels

Een niet al te ernstige distorsie geneest in de regel binnen enkele weken zonder bijzondere therapeutische maatregelen. Een enkele keer blijven echter na een distorsie langdurig klachten bestaan. Persisterende klachten kunnen deels worden voorkomen door de patiënt zo snel mogelijk te mobiliseren en te activeren, voor zover de klachten dat toelaten. Toepassing van een beschermende bandage (tape) heeft dan ook de voorkeur boven volledige immobilisatie (gips). Daarnaast is het de kunst tijdig de risicofactoren op te sporen die tot chronische klachten zouden kunnen leiden. Hierbij valt te denken aan kleine fracturen, rupturen en peesletsels. In de acute fase zijn deze afwijkingen soms niet of nauwelijks te herkennen. Door de patiënt enkele malen terug te zien, kan een abnormaal verloop van het klachtenpatroon tijdig worden herkend. Verminderen de subjectieve en objectieve verschijnselen niet snel, of treedt zelfs een toename van klachten op, dan is nader onderzoek geïndiceerd.

> **De klachten na een verstuiking (distorsie) van een gewricht zijn een dag na het trauma meestal het hevigst. Daarna nemen de symptomen per dag af. Wanneer de subjectieve en/of objectieve symptomen niet per dag verminderen, moet aan een complicatie worden gedacht. Herhaald onderzoek is dan aangewezen.**
>
> **Chronische ligamentaire aandoeningen als gevolg van 'overbelasting' vereisen nader onderzoek naar de oorzaak (statiek, biomechanische stoornissen, ergonomie).**

Voor de symptomatische behandeling, die ook geldt voor chronische posttraumatische letsels, verwijzen wij naar hoofdstuk 5.

4.5 Spierletsels

4.5.1 Diagnostiek van spierletsels

Pijn door aandoeningen van het bewegingsapparaat wordt door de patiënt vaak 'in de spieren' aangegeven. Bij zorgvuldig onderzoek blijkt er zelden sprake te zijn van een spieraandoening. Daarvoor geldt per definitie dat het isometrisch aanspannen van die spier de pijn moet provoceren. Een pijnloze, krachtig en isometrisch uitgevoerde weerstandstest sluit een letsel van de desbetreffende spier vrijwel uit. 'Echte' spierletsels ontstaan meestal na een trauma of na een explosieve beweging ('zweepslag'). De anamnese is dan vaak al doorslaggevend. Behalve de positieve weerstandstest vindt men bovendien soms een palpabel defect, een lokale zwelling of een hematoom en hevige, zeer lokale drukpijn.

4.5.2 Therapie bij spierletsels

Acute spierletsels behoeven nauwelijks behandeling; ze genezen binnen enkele weken. Therapeutische maatregelen zijn voornamelijk bedoeld om de pijn te verminderen en de patiënt zoveel mogelijk mobiel te houden: koelen, tapen, massage, oefenen, hakverhoging. Een zweepslag ontstaat dikwijls bij recreatie- of topsporters die hun training te snel hebben opgevoerd. Adviezen in deze richting kunnen een recidief helpen voorkomen.

4.6 Artralgie/myalgie/fibromyalgie

4.6.1 Artralgie

Artralgie betekent pijn in een gewricht. Deze term zegt niets over de oorzaak van de pijn en heeft dus als diagnose weinig betekenis. Toch komt men het woord artralgie weleens als 'diagnose' tegen. Dat is alleen acceptabel wanneer na zorgvuldig onderzoek geen 'echte' diagnose kan worden gesteld. Artralgie zou dan kunnen worden gedefinieerd als pijn in of rond relatief gezonde gewrichten.

Bij lichamelijk onderzoek blijkt drukpijn op de gewrichtsspleet en op de naburige aanhechtingsplaatsen van ligamenten en pezen. Het passief bewegen van het gewricht veroorzaakt dikwijls enige pijn in alle eindstanden, zonder dat er sprake is van een duidelijke bewegingsbeperking. Het aanspannen van vrijwel alle periarticulaire spieren is ook wat gevoelig. De term artralgie wordt vooral gebruikt wanneer veel verschillende gewrichten (meestal symmetrisch) pijnlijk zijn. Gaat het om één gewricht, dan ligt het voor de hand de oorzaak toch in of nabij dat gewricht te zoeken. Niet zelden blijkt er achteraf toch een lokale aandoening aanwezig te zijn. Een enkele keer is er sprake van referred pain, bijvoorbeeld in geval van knieklachten die berusten op een heupaandoening. Ook zenuwprikkeling kan de oorzaak zijn van gewrichtspijn. Zo heeft een patiënt met een carpale-tunnelsyndroom soms pijn in verschillende hand- en vingergewrichten en kan een cervicaal probleem aanleiding geven tot pijn in de schouder, elleboog en pols aan één kant. Samengevat zouden wij ervoor willen pleiten de term artralgie niet of slechts bij hoge uitzondering te gebruiken.

4.6.2 Myalgie

Voor het begrip myalgie geldt hetzelfde als voor het begrip artralgie. Naar ons idee wordt vaak te lichtvaardig aangenomen dat de oorzaak van pijn berust op een aandoening van een spier. Iedereen heeft weleens ervaren hoe een echt pijnlijke spier aanvoelt: men heeft dan 'spierpijn', meestal enige dagen na een ongebruikelijke, zware belasting. Deze pijn heeft een kenmerkend karakter, het aanspannen van de betreffende spier is zeer pijnlijk en na enkele dagen zijn de klachten verdwenen. Hoewel veel patiënten met zoveel woorden aangeven dat zij hun pijn in deze of die spier voelen, is de oorzaak van de pijn zelden in de spier zelf gelegen.

Doorgaans bevindt de oorzakelijke aandoening zich in of rond een nabij gelegen gewricht. Bekend is de pijn in de m. deltoideus bij een patiënt met een aandoening van het glenohumerale gewricht of van de bursa subacromialis. Hetzelfde geldt voor pijn in de m. trapezius bij een nekaandoening en voor pijn in de hamstrings bij een lumboradiculair syndroom. Dat er niets aan de hand is met de spier, is eenvoudig aan te tonen doordat het aanspannen van die spier tegen weerstand niet pijnlijk is. Pijn bij het passief rekken kan niet als bewijs dienen voor een aandoening van de spier. Indien bijvoorbeeld pijn in de hamstrings kan worden opgewekt door het gestrekte been te heffen, is het duidelijk dat daarbij ook de n. ischiadicus wordt gerekt. Een ander argument tegen de diagnose myalgie is het feit dat lokale verdoving van de pijnlijke plaats de klachten niet doet verdwijnen. Na een verdovende injectie op de plaats van het werkelijke letsel, meestal op een geheel andere plaats, is de 'myalgie' wél direct verdwenen.

Ook wanneer er bij patiënten met nekklachten of lage rugpijn hypertonie van de paravertebrale musculatuur wordt vastgesteld, is de oorzaak van de pijn niet een beschadiging van de spieren. De hypertonie is in zo'n situatie te vergelijken met défense musculaire bij een acute buik. De spieren spannen reflectoir aan om pijnlijke bewegingen te voorkomen. Ter illustratie: bij een patiënt met nekpijn rechts zien we vaak hypertonie van de musculatuur (m. sternocleidomastoideus) links, en andersom. Langdurige overmatige aanspanning van spieren (door onjuiste houdings- of bewegingsgewoonten) lijkt overigens wel te kunnen leiden tot een pijnlijke nek- of rugaandoening.

In het algemeen lukt het met behulp van systematisch lichamelijk onderzoek, zoals elders in dit boek en voorts in *Onderzoek van het bewegingsapparaat* beschreven, de werkelijke pijnoorzaak op te sporen.

> **Pijn gevoeld 'in' een spier wordt zelden veroorzaakt door een aandoening in die spier. Door het gebruik van de term myalgie wordt die indruk meestal ten onrechte gewekt.**

4.6.3 Fibromyalgie

In dit verband moet ook fibromyalgie worden genoemd. Fibromyalgie staat bekend als een aandoening die gepaard gaat met pijn in en rond gewrichten en spieren. Daarnaast klaagt de (meestal vrouwelijke) patiënt over vermoeidheid, slaapstoornissen en algemene malaise. Bij primaire fibromyalgie wordt per definitie geen lichamelijke verklaring voor de klachten gevonden.
Artralgieën, myalgieën en fibromyalgie kunnen ook secundair ontstaan, bijvoorbeeld tijdens en na infectieziekten, als paraneoplastisch syndroom, bij een gestoorde schildklierfunctie, in het kader van een allergische reactie, bij polyneuropathieën en bij oververmoeidheid.

> **Mede gezien de op de voorgrond staande algemene lichamelijke klachten, die lijken samen te hangen met een gegeneraliseerde verhoogde gevoeligheid voor uitwendige prikkels, is er veel voor te zeggen om fibromyalgie niet te beschouwen als een aandoening van het bewegingsapparaat.**

5

Algemene therapeutische richtlijnen

5.1	Factoren die het therapeutische beleid beïnvloeden	75
5.2	Beoordeling van het effect van de behandeling	76
5.3	Causale behandeling	77
5.4	De therapeutische waarde van rust	78
5.5	Warmteapplicatie en koeling	78
5.6	Analgetica en antiflogistica	79
5.7	Fysiotherapie en manuele therapie	79

5.1 Factoren die het therapeutische beleid beïnvloeden

Voor de behandeling van veel ziekten bestaat een min of meer algemeen aanvaard protocol. Voor de behandeling van veel aandoeningen van het bewegingsapparaat geldt dat allerminst. In de dagelijkse, algemene praktijk gaat de arts min of meer intuïtief te werk. Hoewel wij niet zouden kunnen aangeven wat voor bepaalde aandoeningen de beste behandeling is, zijn de volgende factoren van invloed op het therapeutische beleid van de arts.

Diagnose
Het lijkt overbodig te stellen dat voor het bepalen van het behandelingsplan het stellen van een diagnose belangrijk is. In de praktijk blijkt echter dat veel patiënten een behandeling krijgen, terwijl er van een echte diagnose nauwelijks of geen sprake is. Dat is op zich niet erg: soms is ook zonder diagnose (symptomatische) therapie mogelijk en zinvol. Het is echter niet alleen de diagnose die het behandelingsplan bepaalt.

Ervaring en vaardigheden van de arts
Factoren die aan de persoon van de arts zijn gebonden, spelen eveneens een beleidsbepalende rol. Een arts die bepaalde vaardigheden goed beheerst, zal deze eerder toepassen dan een collega die daarin minder handig is. Laatstgenoemde zal zijn toevlucht nemen tot behandelwijzen waarmee hij op grond van zijn kennis en ervaring wel vertrouwd is. Aangezien slechts van weinig therapeutische maatregelen de voordelen onomstotelijk zijn aangetoond, lijkt het zinvol dat een arts (of een andere therapeut) vooral die behandelingen toepast welke hij goed beheerst.

Voorkeur van de patiënt
Het lijdt geen twijfel dat de wensen en voorkeuren van de patiënt een grote rol spelen bij beslissingen rond de behandeling. Veel patiënten komen naar het spreekuur met het vaste voornemen te worden verwezen naar een fysiotherapeut of naar een specialist. Sommige mensen willen beslist geen injecties. Anderen verdragen bepaalde medicamenten niet goed. De ene patiënt wil vooral snel van de klachten worden verlost, bijvoorbeeld vanwege werkzaamheden, sportbeoefening of vakantieplannen. Een ander geeft er de voorkeur aan zoveel mogelijk de 'natuurlijke weg' te bewandelen, ongeacht hoe lang de behandeling duurt. Dikwijls zijn de wensen van de patiënt heel reëel. Zelfs wanneer de arts daarvan niet overtuigd is, kan hij de wensen van de patiënt lang niet altijd negeren.

Resultaat van proefbehandeling
Zeker bij aandoeningen van het bewegingsapparaat berust de behandelingsstrategie meestal op 'proberen'. Helpt de ene maatregel niet, dan tracht men met een andere maatregel iets te bereiken. Daar is niets op tegen, aangezien het voordeel van de ene therapie boven de andere zelden vaststaat. Waar wij echter voor moeten waken, is dat een behandeling waarvan inmiddels al duidelijk is gebleken dat die geen effect heeft, te lang wordt voortgezet. De patiënt wordt op dat moment eigenlijk niet (meer) behandeld, terwijl hij nog wel blootstaat aan de eventuele nadelige neveneffecten.

5.2 Beoordeling van het effect van de behandeling

Het is van groot belang dat het effect van ongeacht welke behandeling tijdig wordt geëvalueerd. Op welke termijn dat moet gebeuren, hangt af van de aard van de therapie. Het therapeutische effect wordt afgemeten aan de anamnese en het lichamelijk onderzoek. Pijn, de meest voorkomende klacht bij een aandoening van het bewegingsapparaat, is moeilijk in maat en getal uit te drukken. Toch zijn er wel enkele criteria aan te geven, die men kan gebruiken om de klachten enigermate te kwantificeren:

Uitstraling van de pijn
In het algemeen geldt dat pijn verder uitstraalt naarmate het letsel ernstiger of groter is. Bij een geringe schouderblessure voelt de patiënt alleen pijn rond de schouder. Bij een hevige ontsteking, bijvoorbeeld een acute bursitis, straalt de pijn uit tot in de onderarm.

Pijn in rust
Een gering letsel veroorzaakt alleen pijn bij bepaalde bewegingen. Een ernstige aandoening bezorgt de patiënt ook pijn in rust.

Verstoring van de nachtrust
Wanneer een patiënt 's nachts één of meer keren wakker wordt door de pijn, herinnert hij zich dat beslist de volgende dag. Vermindering of verergering van de klachten blijkt vaak uit het aantal malen dat iemand door de pijn wakker wordt.

Belemmeringen in lichamelijke activiteiten
Gegevens over activiteiten in het dagelijkse leven (ADL), huishoudelijke bezigheden, beroepsactiviteiten en de beoefening van sporten of andere hobby's kunnen ons informeren over de ernst van de klachten en over eventuele veranderingen daarin.

Geneesmiddelengebruik
Wanneer iemand vóór het begin van de behandeling pijnstillende middelen gebruikte, kan de therapie ertoe leiden dat de medicatie wordt verminderd of gestaakt.

Lichamelijk onderzoek
Behalve de subjectieve gegevens uit de anamnese kan het lichamelijk onderzoek bijdragen aan de beoordeling van het therapeutische effect. Wordt bij een eerste onderzoek een bewegingsbeperking vastgesteld, dan dient deze zo nauwkeurig mogelijk te worden genoteerd. Dat geldt bijvoorbeeld ook voor een painful arc: hoeveel graden bedraagt het pijnlijke traject? Een ander gegeven is het 'eindgevoel': soms wordt in de beginfase spierverzet vastgesteld in de eindstand van één of meer bewegingen. Heeft een bepaalde behandeling succes, dan blijkt dat weleens uit het feit dat dezelfde beweging nog wel pijnlijk is in de eindstand, maar dat er geen spierverzet meer wordt gevoeld.

5.3 Causale behandeling

Wanneer er voor de klachten een duidelijk aanwijsbare oorzaak bestaat die voor causale therapie in aanmerking komt, is het niet moeilijk om een behandelingsplan op te stellen. Een bacteriële infectie zal in de regel met een geschikt antibioticum worden behandeld. Overbelastingsletsels aan de mediale zijde van enkel en voet ten gevolge van ernstige platvoeten reageren vaak gunstig op standscorrectie door middel van steunzolen. Daarnaast zijn er talrijke preventieve maatregelen mogelijk (ergonomie, houdings- en bewegingsinstructies, trainingsadviezen bij sporters). Hoewel de termijn waarop een therapeutisch effect kan worden verwacht ook hier varieert al naargelang de soort behandeling, blijft gelden dat het resultaat op een vooraf te stellen termijn moet worden geëvalueerd. Is causale behandeling niet mogelijk of heeft deze onvoldoende effect, dan zijn er nog allerlei symptomatische behandelingsmogelijkheden. Vooral bij symptomatische therapievormen geldt dat de voordelen tegen de nadelen moeten worden afgewogen en dat een onwerkzame behandeling moet worden gestaakt.

5.4 De therapeutische waarde van rust

Rust is geïndiceerd bij heftige, vaak acute ontstekingsprocessen. Bij zeer hevige pijnklachten is lichamelijke activiteit van de patiënt vaak eenvoudig niet mogelijk. Anderzijds zijn behandelaars zich de nadelen van rust niet altijd bewust. Vooral het bewegingsapparaat reageert bij immobilisatie met atrofie. Tijdens rust en/of immobilisatie kunnen behalve de gekwetste structuur ook veel andere, geheel gezonde structuren niet worden gebruikt. De onvermijdelijke gipsimmobilisatie bij de behandeling van een onderbeen- of enkelfractuur leidt na enkele weken tot aanzienlijke atrofie van de dijbeen- en kuitmusculatuur, soms zelfs ook enigszins in het andere been. Het gebruik van een mitella vanwege een ontstoken of gewonde hand kan leiden tot verstijving van het schoudergewricht en atrofie van de schouderspieren. In het algemeen kan worden gesteld dat rust – bijvoorbeeld de toepassing van een mitella bij aandoeningen van de bovenste extremiteit – alleen zinvol is wanneer en zolang de patiënt daardoor onmiddellijk vermindering van de klachten ondervindt. Zodra dat niet meer het geval is, moet de patiënt worden aangemoedigd zoveel mogelijk normaal in beweging te komen.

> Er zijn maar weinig aandoeningen waarbij rust een zinvol onderdeel van de behandeling uitmaakt. In veel gevallen zijn de nadelen van rust groter dan de voordelen. Rust wordt nog altijd veel te vaak ten onrechte voorgeschreven.

5.5 Warmteapplicatie en koeling

De invloed van warmte en koude is alleen aangetoond in de acute fase van ontstekingsprocessen. Intensief koelen gedurende de eerste 48 uur van een opkomende ontsteking leidt tot een lager 'maximum' van de ontstekingsverschijnselen. Warmte veroorzaakt in deze periode een toename van de ontstekingssymptomen. Langer dan 48 uur na het begin van een ontsteking hebben warmte en koude geen aantoonbare invloed meer, noch in gunstige noch in ongunstige zin. In de acute fase van een ontsteking moet koelen dan ook worden geadviseerd, ook indien de patiënt dat onaangenaam vindt. Warmte moet in deze fase worden ontraden, ook al zou de patiënt dat juist als prettig ervaren. Na 48 uur maakt het niet meer uit of warmte dan wel koude wordt geappliceerd: een aantoonbaar effect is niet te verwachten. Maar er is geen bezwaar tegen dat de patiënt het getroffen lichaamsdeel warm houdt of afkoelt omdat dat prettig aanvoelt.

5.6 Analgetica en antiflogistica

Als er een pijnstillend effect van een niet-antiflogistisch analgeticum (bijv. paracetamol) optreedt, gebeurt dat in de regel binnen 30 tot 60 minuten na inname van een adequate dosis. Helpt een analgeticum niet binnen een uur, dan lijkt herhaling van de dosis nauwelijks nog zinvol. Het is dus in elk geval onzin om een analgeticum langer dan een dag te gebruiken, wanneer geen pijnstilling ontstaat. Toch worden analgetica vaak langdurig geslikt, terwijl de pijn niet merkbaar vermindert.

Ook het effect van antiflogistica (non-steroidal anti-inflammatory drugs, NSAID's) kan in principe binnen enkele uren worden vastgesteld. Patiënten met bijvoorbeeld chronische reumatoïde arthritis, bij wie een NSAID 'echt helpt', kunnen nauwkeurig aangeven hoe lang na inname van een tablet de klachten verminderen en na hoeveel tijd het middel is uitgewerkt. Soms duurt het tot enkele dagen na het begin van de medicamenteuze therapie, voordat het optimale therapeutische effect is bereikt. Is na een paar dagen geen verbetering merkbaar, dan heeft voortgezet gebruik van het betreffende middel geen zin. Het komt nogal eens voor dat bij een bepaalde patiënt het ene NSAID wel en het andere geen effect heeft. Ook wat betreft de bijwerkingen zijn er grote individuele verschillen. Het proberen van een tweede of derde NSAID, bij voorkeur uit een andere groep, is dan ook zeker het proberen waard. Maar dan blijft de stelregel gehandhaafd: geen effect, dan de behandeling staken. Ook NSAID's worden echter door talloze mensen chronisch geslikt, zonder dat er sprake is van een duidelijk effect.

> Wanneer een proefbehandeling met een analgeticum of een antiflogisticum na 1 tot 3 dagen geen duidelijke klachtenvermindering geeft, dient de medicatie te worden gestaakt. Een eerste recept voor een dergelijk medicament zou nooit meer moeten omvatten dan een hoeveelheid voor enkele dagen.

5.7 Fysiotherapie en manuele therapie

Fysiotherapie en manuele therapie worden bij aandoeningen van het bewegingsapparaat zeer veelvuldig toegepast. Het is van belang dat de arts met enkele therapeuten een goede werkrelatie opbouwt, waarbij men het eens wordt over het doel van de behandeling. De keuze van de therapievorm kan de arts beter aan de therapeut overlaten, maar er moet tijdig onderling overleg plaatsvinden wanneer het gestelde doel niet lijkt te worden bereikt. Meestal is na een periode van omstreeks 3 weken of na circa 6 behandelingen een redelijke beoordeling mogelijk. Het gaat hierbij niet om een kortdurende verlichting van de klachten (zelfs een kortdurende verergering van de klachten kan acceptabel zijn), maar om een blijvend 'netto' resultaat.

Tabel 5–1 geeft aan binnen welke termijn het therapeutische effect van de behandelingen die in dit hoofdstuk aan de orde zijn gekomen, merkbaar moet zijn.

Tabel 5–1
Globale termijn voor de beoordeling van therapeutisch effect.

behandeling	effect
rust	onmiddellijk
warmteapplicatie	onmiddellijk (niet toepassen binnen 48 uur)
koeling	onmiddellijk (vooral effectief in eerste 48 uur)
analgetica	binnen 1 uur
antiflogistica	binnen enkele dagen
fysiotherapie	binnen 3 weken
injectie (zie hoofdstuk 7)	binnen 1–2 weken

6

Injecties met lokaal-anaesthetica en corticosteroïden

6.1	Lokaal-anaesthetica	81
6.1.1	Keuze van het preparaat en dosering	82
6.2	Corticosteroïden	83
6.2.1	Indicaties en contra-indicaties	83
6.2.2	Keuze van het preparaat en dosering	85
6.2.3	Bijwerkingen en complicaties	86
6.2.4	Praktische toepassing	89
6.2.5	Nazorg	90

6.1 Lokaal-anaesthetica

Lokaal-anaesthetica kunnen bij aandoeningen van het bewegingsapparaat zowel diagnostisch als therapeutisch worden toegepast. Wanneer de plaats van een vermoed letsel met een dergelijk middel wordt geïnfiltreerd, kan dikwijls onmiddellijk worden vastgesteld of de pijn verdwijnt, respectievelijk pijnlijke bewegingen pijnloos zijn geworden. Op deze wijze kan worden aangetoond dat in veel gevallen de plaats van de drukpijn niet overeenkomt met de plaats van het letsel: lokale anesthesie op de drukpijnlijke plek doet de pijn dan niet verdwijnen. Wanneer aan de hand van het bewegingsonderzoek (zie hoofdstuk 1) voldoende gegevens zijn verkregen om tot een diagnose te komen, hoeft deze natuurlijk niet telkens weer met behulp van lokale anesthesie te worden bevestigd.

Diagnostische lokale anesthesie kan wel van nut zijn in geval van twijfel aan een bepaalde diagnose, bij twijfel aan de eigen injectievaardigheid of indien de mogelijkheid van een dubbel letsel wordt overwogen. De arts kiest in eerste instantie voor het inspuiten van de meest verdachte anatomische structuur, of voor die injectie waarvan hij de techniek het best beheerst. Kort daarna wordt het functieonderzoek herhaald. Zijn de aanvankelijk pijnlijke bewegingen geheel pijnloos geworden, dan werd de injectie op de juiste plaats gegeven. Dat zegt zowel iets over de diagnose als over de injectietechniek van de arts.

Een enkele keer blijken na lokale anesthesie sommige bewegingen pijnloos te zijn geworden, terwijl andere bewegingen nog steeds pijnlijk zijn. Er kan dan sprake zijn van een meervoudig letsel. Niet zelden is het resterende klachtenbeeld ineens ook duidelijk, doordat de verwarrende symptomen van de andere aandoening zijn verdwenen.

Injecties met een lokaal-anaestheticum hebben soms een blijvend therapeutisch effect. Via welk mechanisme de klinische verbetering tot stand komt, is meestal niet duidelijk. Indien een diagnostisch bedoelde lokale anesthesie een blijvende verbetering teweegbrengt, is er natuurlijk veel voor te zeggen om deze behandeling te herhalen: lokaal-anaesthetica hebben immers geen noemenswaardige bijwerkingen. Naar onze ervaring lukt het echter maar zelden om op deze wijze klachten van het bewegingsapparaat definitief te doen verdwijnen.

Ten slotte kan een lokaal-anaestheticum worden toegevoegd aan een corticosteroïdpreparaat. Soms is dat nuttig om een voldoende hoeveelheid injectievloeistof ter beschikking te hebben, zonder de dosering van het corticosteroïd te verhogen. Dat geldt bijvoorbeeld bij grote letsels of ontstekingen van grote structuren (bijv. bursae). Daarnaast kan vaak worden vastgesteld of het letsel in zijn geheel werd bereikt met de injectievloeistof: in dat geval kan direct na de injectie de pijn bij herhaald functieonderzoek niet meer worden opgewekt.

6.1.1 Keuze van het preparaat en dosering

Hoewel er talrijke lokaal-anaesthetica op de markt zijn die elkaar qua werkzaamheid nauwelijks ontlopen, geven wij om de volgende redenen de voorkeur aan lidocaïne (Xylocaine®):
– Lidocaïne is het langst bekende 'moderne' lokaal-anaestheticum, waarmee dus de meeste ervaring is opgedaan.
– Het nog oudere procaine (Novocaine®) is minder sterk werkzaam dan lidocaïne; het heeft bovendien als zeldzame maar ernstige bijwerking anafylaxie.
– Aan lokale anesthesie langer dan 1 tot 2 uur is op ons terrein geen behoefte: het doel van de injectie is immers niet een langdurige verdoving. Langdurige anesthesie zou in sommige gevallen zelfs nadelig kunnen zijn: de patiënt zou de aangedane structuur overmatig kunnen belasten doordat de beschermende pijnprikkel tijdelijk is verdwenen.

De maximale dosis bedraagt 200 mg lidocaïne (2%: 10 ml; 1%: 20 ml; 0,5%: 40 ml). Bij geringe hoeveelheden (tot 5 ml) gebruiken wij een 2% oplossing, bij grotere hoeveelheden 0,5%. Voorts hebben wij, zoals aangegeven, geen behoefte aan verlenging van het anesthetische effect; daarom is ook de toevoeging van adrenaline overbodig, en dus af te raden.

> Bij de therapie van aandoeningen van het bewegingsapparaat bestaat geen behoefte aan lang werkende lokaal-anaesthetica. Het gebruik van procaïne (Novocaine®) wordt vanwege het risico van ernstige bijwerkingen ontraden.

6.2 Corticosteroïden

De toepassing van corticosteroïd injecties bij aandoeningen van het bewegingsapparaat is omstreden. De schadelijke neveneffecten van corticosteroïden, die vooral bij toepassing op onjuiste indicatie en/of in te hoge dosering zeker kunnen optreden, moeten echter worden afgewogen tegen de nadelen van het achterwege laten van deze behandeling. Zo heeft dierexperimenteel onderzoek aangetoond dat het laten voortbestaan van een ernstige arthritis aanzienlijk meer schade aan een gewricht aanricht dan één of enkele adequaat gedoseerde intra-articulaire corticosteroïd injecties (zie later). Net als veel andere medische behandelingen vormen corticosteroïd injecties, mits lege artis toegepast, een machtig therapeutisch wapen en bij onoordeelkundig gebruik een groot gevaar.

6.2.1 Indicaties en contra-indicaties

• **Synoviale weefsels**
Het antiflogistische effect van corticosteroïden is het meest uitgesproken bij ontstekingen van synoviaal weefsel (synoviitis, arthritis, bursitis, peesschedeontstekingen). Deze aandoeningen vormen dan ook het belangrijkste indicatiegebied. Hierbij moet worden aangetekend dat inmiddels uit talrijke publikaties is gebleken dat de nadelige invloed van corticosteroïden op gewrichtskraakbeen vrijwel nihil is (zie paragraaf 6.2.3).

• **Pezen en ligamenten**
Gezien de katabole invloed van corticosteroïden op collageen moet het injecteren van deze stoffen in pezen en ligamenten in principe worden ontraden. Dat gebeurt echter nog regelmatig, waarbij wel degelijk complicaties kunnen worden verwacht, in de zin van rupturen. In uitzonderingsgevallen passen ook wij deze behandeling nog wel toe, maar daarbij worden strikte voorzorgen in acht genomen, gebaseerd op een bepaalde werkhypothese, die ook met de patiënt uitgebreid wordt besproken. In verband met het controversiële karakter van deze therapie gaan wij hierna verder in op de door ons gehanteerde werkhypothese.

Werkhypothese
Peesletsels berusten vaak op een combinatie van degeneratie en overbelasting. Een gezonde, dus niet gedegenereerde pees kan vrijwel niet worden overbelast. Anderzijds kan een sterk gedegenereerde pees gemakkelijk spontaan of door een gering trauma ruptureren. Soms is er sprake van een heel klein letsel (bijv. bij een apexitis patellae of bij een tenniselleboog). Het aanspannen van de pees is dan zo pijnlijk dat de patiënt die pees noodgedwongen minder gaat gebruiken. Indien deze situatie lange tijd gehandhaafd blijft, bestaat het gevaar dat het gezonde deel van de pees steeds zwakker wordt. Rust is misschien goed voor het beschadigde deel van de pees, maar het gezonde deel zou meer gebaat zijn bij oefenen. In de praktijk adviseren wij de patiënt zoveel te blijven oefenen dat er na het stoppen van de activiteit niet langer dan een uur pijntoename wordt gevoeld. Wanneer het oefenen binnen 4 weken niet leidt tot een aanmerkelijke verbetering, is een heel lokale injectie met een geringe hoeveelheid corticosteroïd te overwegen, teneinde de ontstekingsverschijnselen in het aangedane deel van de pees te onderdrukken.

In de periode na de injectie heeft de patiënt minder pijn, maar hij moet zich realiseren dat de pees nog niet genezen is. De pees was waarschijnlijk van tevoren al gedeeltelijk gedegenereerd. Door de bijkomende ontsteking is een groter gebied beschadigd en door de noodgedwongen rust is ook het gezonde deel van de pees verzwakt. Het katabole effect van het ingespoten corticosteroïd draagt er eveneens toe bij dat de pees nog geruime tijd minder belastbaar is. De conditie van de pees moet door middel van een geleidelijk opgebouwde training worden hersteld. Na een 'succesvolle' injectie wordt de ontsteking, en daarmee de pijn onderdrukt. Ontstaat er tijdens het oefenen toch pijn, dan is dat een laat teken van overbelasting. Het is dan ook misschien wel gunstig wanneer de pijn door de injectie slechts gedeeltelijk verdwijnt.

Als de klachten na een corticosteroïd injectie definitief verdwijnen, blijft de vraag wat er met het weefsel is gebeurd: misschien geneest het zieke deel van de pees, maar misschien sterft het zieke deel ook wel af, terwijl het resterende, gezonde deel de functie kan overnemen.

- **Spieren**

Een lokale corticosteroïd injectie in spierweefsel veroorzaakt aanzienlijke weefselatrofie, zoals soms te zien is bij patiënten die een intramusculaire injectie hebben gekregen wegens hooikoorts of een andere aandoening. Spierblessures genezen in het algemeen voorspoedig, al of niet met behulp van fysiotherapie. Corticosteroïd injecties zijn hierbij nooit geïndiceerd en voor zover wij het ooit probeerden, zagen wij nimmer een gunstig effect.

Aangezien corticosteroïden de weerstand tegen infecties verminderen, vormen aanwezige infecties de belangrijkste contra-indicatie. Dat geldt niet alleen voor bacteriële huidinfecties in de buurt van de injectieplaats (furunkel, paronychium, ulcus cruris), maar ook voor chronische infecties elders in het lichaam (chronische pyelonefritis, tuberculose). Tijdens een eventuele periode met bacteriëmie vinden de bacteriën gemakkelijk de plaats van verminderde weerstand. Ook een algemene immuunstoornis (AIDS, gebruik van immunosuppressiva of cytostatica) kan een contra-indicatie vormen. Voorts moet worden bedacht dat het hormonale evenwicht verstoord kan raken bij patiënten die worden behandeld wegens endocriene aandoeningen (diabetes mellitus, hypo- en hyperthyreoïdie e.d.).

> **Niet-bacteriële ontstekingen van synoviaal weefsel vormen de belangrijkste indicaties voor behandeling met corticosteroïd injecties. Deze injecties zijn bij aandoeningen van spieren en pezen gecontraindiceerd. Corticosteroïden hebben nauwelijks of geen nadelige invloed op gewrichtskraakbeen.**

6.2.2 Keuze van het preparaat en dosering

Evenals voor lokaal-anaesthetica geldt voor corticosteroïden dat er vele, onderling vergelijkbare preparaten op de markt zijn. Ook hier vermelden wij onze persoonlijke voorkeur, en wel voor triamcinolonacetonide 10 mg/ml (Kenacort A10®, Albicort 10®). Onze overwegingen zijn daarbij:
- Het preparaat moet lang ter plaatse aanwezig blijven. Een depotcorticosteroïd heeft dus de voorkeur boven een water-oplosbaar corticosteroïd.
- Gestreefd wordt naar een zo laag mogelijke, nog juist effectieve dosering. Triamcinolonacetonide is het enige preparaat dat in een concentratie van 10 mg/ml in de handel is (tabel 6–1).
- Triamcinolonacetonide is in elke verhouding mengbaar met oplossingen van lokaal-anaesthetica. Verscheidene andere preparaten geven daarmee uitvlokking. Deze uitvlokking berust op een reactie tussen het corticosteroïd en het conserveermiddel dat aan het lokaal-anaestheticum is toegevoegd. Methylprednisolon, het in Nederland meest verkochte depotcorticosteroïd, is verkrijgbaar als Depomedrol Lidocaïne®, in voorgevulde wegwerpspuiten van 1 ml. Het nadeel van dit produkt is de concentratie van 40 mg corticosteroïd per ml. Wij zien voor dit preparaat geen enkel indicatiegebied en hebben de producent al eens (tevergeefs) voorgesteld dit door een minder geconcentreerd preparaat te vervangen.

Tabel 6-1
De in Nederland meest toegepaste depot-corticosteroïdpreparaten.

merknaam	generieke naam	sterkte vergeleken met hydrocortison	concentratie in mg/ml	uitvlokking met lokaalanaesthetica*
Decadron Depot®	dexamethason	20-33x	8	-
Celestone Chronodose®	betamethason	20-33x	5,7	+
Depodillar®	paramethason	6-12x	20	+
Depomedrol®	methylprednisolon	4- 5x	40	+
Di-Adreson-F® suspensie	prednisolon	5- 6x	25	-
Lederspan®	triamcinolonhexacetonide	5- 6x	25 en 40	+
Ledercort®	triamcinolondiacetaat	5- 6x	20	+
Kenacort®	triamcinolonacetonide	5- 6x	10 en 40	-
Albicort®	triamcinolonacetonide	5- 6x	10 en 40	-

* eigen onderzoek

6.2.3 Bijwerkingen en complicaties

De bijwerkingen van langdurig corticosteroïdgebruik zijn algemeen bekend en komen in ernstige gevallen tot uiting in de vorm van het syndroom van Cushing (gewichtstoename, acne, hypertrichose, hypertensie, diabetes, hemorragische diathese, enz.). Deze bijwerkingen komen bij het lege artis toepassen van intra- en periarticulaire corticosteroïd injecties niet voor. Er zijn twee bijwerkingen van corticosteroïd injecties die bij veel artsen veel minder goed bekend zijn, maar toch frequent voorkomen: flushes en menstruatiestoornissen. Deze bijwerkingen kunnen al na de eerste injectie worden waargenomen en zijn onafhankelijk van de dosis. Vooral de huisarts dient hiervan dus op de hoogte te zijn. Naast deze bijwerkingen kunnen corticosteroïd injecties tot complicaties leiden. De belangrijkste complicaties zijn infectie en weefselatrofie.

- **Flush**

De 'opvlieger' ontstaat meestal 1 tot 2 dagen na de injectie en kan 1 tot 2 dagen aanhouden. Deze bijwerking komt zowel bij mannen als vrouwen voor, en vooral bij patiënten ouder dan omstreeks 40 jaar. Als de behandelend arts deze bijwerking niet kent, kunnen misverstanden ontstaan, als zou er sprake zijn van koorts of 'allergie'.

- **Menstruatiestoornissen**

De menstruatiestoornis betreft een voortijdige, verlengde en verhevigde menstruatie. Vrouwen die orale anticonceptiva gebruiken, hebben in de regel geen last van deze cyclusstoornis. Omdat patiënten vaak meer dan één injectie krijgen, kan de menstruatiestoornis zich herhalen. Kennis van deze bijwerking is van belang om onnodig gynaecologisch onderzoek te voorkomen.

- **Infectie**

De belangrijkste en meest gevreesde complicatie is een infectie van een met een corticosteroïd geïnfiltreerde structuur. Het risico wordt geschat op 1:10.000 injecties. Vooral de bacteriële arthritis is berucht. Wanneer er na een intra-articulaire corticosteroïd injectie een bacteriële arthritis is ontstaan, kan dat in principe op drie manieren zijn gebeurd:

1 De infectie was reeds aanwezig, maar niet ontdekt. Vooral een tuberculeuze arthritis kan symptoom-arm verlopen. Ook bij bejaarden kunnen de ontstekingsverschijnselen minder heftig zijn dan bij een bacteriële arthritis mag worden verwacht. Wanneer er, onder de diagnose 'steriele arthritis', een corticosteroïd injectie wordt gegeven, kan dat tot een uitbreiding van de infectie leiden, terwijl de symptomen onder invloed van het corticosteroïd worden gemaskeerd. De diagnose septische arthritis wordt dan vaak (te) laat gesteld, met als gevolg een totale verwoesting van het gewricht.
2 De infectie ontstaat na bacteriëmie, bij een reeds bestaande chronische infectie elders in het lichaam, zoals bijvoorbeeld een chronische pyelonephritis. Het met een corticosteroïd ingespoten gewricht is een locus minoris resistentiae, waar de via de bloedbaan gearriveerde bacteriën zich snel kunnen vermenigvuldigen.
3 De infectie ontstond direct via een besmette injectienaald. Waarschijnlijk is een op deze wijze tot stand komende bacteriële arthritis zeldzaam, gezien de algemeen gehanteerde aseptische maatregelen en het gebruik van wegwerp injectiemateriaal.

> Bacteriële arthritis is een zeldzame, maar desastreuze complicatie van intra-articulaire corticosteroïd injecties. Ter voorkoming hiervan dienen bestaande infecties, zowel van het gewricht als elders in het lichaam, zo goed mogelijk te worden uitgesloten.

Indien een patiënt na een intra-articulaire injectie meer pijn krijgt, moet altijd aan de mogelijkheid van een bacteriële arthritis worden gedacht. Het beeld is vooral in het begin moeilijk te onderscheiden van 'normale' napijn. Vooral indien bij de injectie veel weefsel werd beschadigd, bijvoorbeeld doordat het moeilijk was om met de naald in het gewricht te komen, ontstaat algauw enige pijntoename. Deze napijn begint meteen na de injectie of zodra de verdoving is uitgewerkt, en vermindert meestal snel: binnen één of enkele dagen. Bij een infectie komen de verschijnselen pas later opzetten en is een latente tijd van een halve dag of meer te verwachten; de verschijnselen zullen ook niet afnemen, maar eerder toenemen. Vanzelfsprekend moet de diagnose zo snel mogelijk worden gesteld.

- **Katabool effect, atrofie**

De aanmaak van vrijwel alle steunweefsels wordt door corticosteroïden geremd, terwijl de afbraak waarschijnlijk niet wordt beïnvloed. De grootste kans op atrofie ontstaat dus bij injectie van weefsels die een snelle turnover hebben, zoals bindweefsel. De atrofie van spierweefsel na een intramusculaire corticosteroïd injectie werd reeds genoemd. Atrofie van de huid en de subcutis rondom de epicondylus lateralis van de elleboog verraadt een niet volgens de regelen der kunst uitgevoerde corticosteroïd injectie wegens een tenniselleboog. Deze atrofie is meestal onschuldig, maar niettemin ongewenst. Opvallend is dat de atrofie pas na weken tot maanden zichtbaar wordt en jarenlang kan blijven bestaan.

Gezond gewrichtskraakbeen van een volwassene heeft een buitengewoon geringe turnover; vandaar dat de invloed van corticosteroïden op dit weefsel waarschijnlijk minimaal is. De remming van de kraakbeenstofwisseling door corticosteroïden is echter nog altijd een omstreden punt. Een publikatie van een literatuurstudie op dit gebied is momenteel in voorbereiding.

Wij hebben de stellige indruk dat het lege artis intra-articulair toedienen van corticosteroïden niet leidt tot versnelde artrose. Vooral aan schouders is dit goed te bestuderen. Al meer dan 10 jaar worden in Nederland vele patiënten op middelbare leeftijd voor schouderaandoeningen behandeld met intra-articulaire injecties. Nog nooit zagen wij een patiënt met artrose van de schouder waarbij een verband met voorafgaande corticosteroïd injecties aantoonbaar of waarschijnlijk was.

> **Intra-articulaire corticosteroïd injecties veroorzaken geen (versnelde) artrose.**

Het katabole effect op peesweefsel is berucht. Peesrupturen zouden het gevolg kunnen zijn. Uit dierproeven en uit vele casuïstische mededelingen blijkt dat reeds een geringe hoeveelheid corticosteroïden kan leiden tot (verdere) degeneratie. Het inspuiten van peesweefsel moet daarom bij voorkeur niet gebeuren, of alleen indien aan enkele voorwaarden is voldaan. De volgende eisen zouden kunnen worden gesteld, bijvoorbeeld aan de toepassing van dergelijke injecties voor een tenniselleboog:
- De aandoening bestaat minstens 6 weken.
- De pijn is zo hevig dat de patiënt ernstige hinder ondervindt: verstoring van de nachtrust, ernstige belemmeringen bij de algemene dagelijkse levensverrichtingen (ADL), het werken of sportbeoefening.
- Andere behandelingen zijn geprobeerd, maar hebben onvoldoende resultaat gehad.

- Het is de patiënt duidelijk gemaakt dat de pees na de injectie misschien pijnvrij is, maar zeker nog niet genezen.
- De injectietechniek is zodanig dat zo weinig mogelijk wordt ingespoten en dat het gezonde peesweefsel zo min mogelijk wordt beschadigd, respectievelijk met het corticosteroïd in aanraking komt.

6.2.4 Praktische toepassing

Intra- en periarticulaire injecties behoren nog niet tot het standaardarsenaal ('basistakenpakket') van de huisarts. Dat is niet verwonderlijk, aangezien de techniek daarvan niet in de medische opleiding wordt aangeleerd. Tijdens onze praktijkcursussen merken wij hoe gretig artsen zijn om de injectietechnieken te leren. Toch is enige terughoudendheid op zijn plaats, vooral met betrekking tot injecties met corticosteroïden. Corticosteroïden vormen een machtig wapen in handen van degene die er goed mee kan omgaan. Wanneer corticosteroïd injecties echter worden toegediend op onjuiste indicatie, in een verkeerde dosering en/of op de verkeerde plaats, zijn schadelijke neveneffecten beslist niet denkbeeldig.

- **Indicatie**

Het behoeft geen betoog dat injecties alleen mogen worden gegeven als daartoe een indicatie bestaat. De arts die voor het eerst intra- en periarticulaire injecties wil gaan toepassen, doet er verstandig aan bij iedere patiënt te beginnen met een lokaal-anaestheticum. Daarbij zijn nauwelijks bijwerkingen of complicaties te verwachten. Bovendien fungeert de verdoving als controlemiddel op zowel de diagnose als de injectievaardigheid van de arts.

- **Desinfectie**

Het gebruik van steriel, wegwerp injectiemateriaal spreekt vanzelf. Over het nut van huiddesinfectie in de algemene (huisartsen)praktijk wordt verschillend gedacht. Wij gebruiken jodium, povidon-jood of chloorhexidine. Na desinfectie moet minimaal 1 minuut worden gewacht alvorens de injectie toe te dienen. De bacteriën op het huidoppervlak zijn dan gedood. Bacteriën die zich dieper in de huid bevinden worden zo niet bereikt, maar deze zijn in de regel niet pathogeen. Indien het nodig of gewenst is om de injectieplaats na desinfectie te palperen, moet het gebruik van een steriele handschoen worden aanbevolen. In het algemeen is echter voor de injecties het gebruik van steriele handschoenen, steriele doeken en dergelijke in de huisartsenpraktijk niet nodig. Uiteraard gelden in de kliniek heel andere normen.

- **Dosis**

De hoeveelheid injectievloeistof komt ongeveer overeen met de vermoede omvang van het letsel. Vooral bij toepassing van corticosteroïden wordt ernaar gestreefd dat het medicament alleen ter plaatse van het letsel wordt gedeponeerd en zo min mogelijk in het omgevende, gezonde weefsel. Onze keuze van de te gebruiken preparaten en de gebruikte concentraties werd reeds gemotiveerd in paragraaf 6.1.1.

- **Naald**

De injectienaald moet lang genoeg zijn om het letsel te bereiken. We gebruiken liever een te lange dan een te korte naald. In het algemeen kiezen we de dunste naald die bij een bepaalde lengte in de handel verkrijgbaar is.

- **Uitgangshouding en injectietechniek**

De patiënt wordt in een zodanige houding geplaatst dat het letsel gemakkelijk met de injectienaald kan worden bereikt. De injectienaald wordt altijd zonder veel kracht ingebracht. We houden daarbij de injectiespuit losjes in de vingers, 'als een potlood'. Op deze manier kan men voelen wat voor weerstand de naald tijdens het inbrengen tegenkomt. Bij een te stugge weerstand glijden de vingers over de injectiespuit door en wordt onnodige weefselbeschadiging voorkomen.

Bij intra-articulaire injecties behoeft de naald slechts het gewrichtskapsel te doorboren, waarna de vloeistof in één vloeiende beweging wordt ingespoten. Hetzelfde geldt min of meer voor injecties in een peesschede. De kunst is het zorgvuldig aanprikken, te vergelijken met een venapunctie. Bevindt de naald zich eenmaal in de peesschede, dan is het inspuiten eenvoudig. Er ontstaat een langwerpige zwelling zodra de peesschede met vloeistof wordt gevuld.

Bij het infiltreren van kleine letsels in 'massieve' structuren of van letsels in grote, diep gelegen structuren (bijv. bursae) geschiedt de injectie druppelsgewijs, op geleide van de pijn die de patiënt aangeeft. In tegenstelling tot wat de meeste onervaren artsen denken, voelt de patiënt de naald nauwelijks meer, nadat deze eenmaal de huid is gepasseerd. Pas wanneer de naald op ontstoken weefsel stuit, ontstaat vrij hevige pijn. Het is dus goed mogelijk de aangedane structuur met de naald af te tasten en alleen een druppeltje vloeistof te deponeren op het moment dat de patiënt pijn aangeeft. Door gebruik te maken van een lokaal-anaestheticum, ook als toevoeging bij een corticosteroïd injectie, wordt het weefsel ter plaatse van het lidocaïnedruppeltje direct verdoofd. Met de naald tasten we net zolang in het weefsel rond totdat geen pijn meer kan worden opgewekt. Soms is het zelfs mogelijk om de aanvankelijk pijnlijke functietest te herhalen terwijl de naald nog in situ is. Is die test niet meer pijnlijk, dan kan de naald worden verwijderd en weet de arts dat het letsel volledig is geïnfiltreerd.

6.2.5 Nazorg

Over de te nemen maatregelen na een (corticosteroïd) injectie lopen de meningen uiteen. Bij bepaalde injecties wordt door velen enkele dagen tot 1 week rust geadviseerd. In andere gevallen wordt de patiënt aangemoedigd zoveel mogelijk te bewegen. Het nut van enkele dagen rust achten wij dubieus, aangezien het katabole effect van corticosteroïden veel langer duurt (maanden). Veranderingen in de dagelijkse activiteiten na een injectiebehandeling bemoeilijken het oordeel over het effect van de injectie. Wanneer de patiënt na 2 weken rust ter controle komt en de klachten zijn duidelijk verminderd, is dat misschien (mede) het gevolg van de rust. Is de patiënt veel actiever geworden en zijn de klachten verergerd, dan is niet uit te maken of dat door de injectie of door de toegenomen activiteit komt. Op grond van deze overwegingen hebben wij ervoor gekozen de patiënt te adviseren zich de komende 2 weken precies zo te gedragen als de afgelopen 2 weken. Veranderingen in de klachten kunnen dan tenminste aan de injectie worden toegeschreven.

7

De techniek van intra- en periarticulaire injecties

7.1	Inleiding	94
7.2	Injecties in en om de schouder	97
7.2.1	Intra-articulaire injectie in het glenohumerale gewricht	97
7.2.2	Injectie in de subacromiale ruimte	99
7.2.3	Intra-articulaire injectie in het acromioclaviculaire gewricht	101
7.2.4	Intra-articulaire injectie in het sternoclaviculaire gewricht	103
7.3	Injecties in en om de elleboog	105
7.3.1	Intra-articulaire injectie in de elleboog	105
7.3.2	Injectie voor tenniselleboog	107
7.3.3	Injectie voor golferselleboog	109
7.4	Injecties in pols en hand	111
7.4.1	Intra-articulaire injectie in het distale radio-ulnaire gewricht	111
7.4.2	Intra-articulaire injectie in het radiocarpale gewricht	113
7.4.3	Intra-articulaire injectie in de intercarpale gewrichten	115
7.4.4	Punctie van een ganglion	115
7.4.5	Intra-articulaire injectie in het CMC-I gewricht, de MCP-, PIP- en DIP-gewrichten	117
7.4.6	Injecties in peesscheden	119
7.4.7	Injectie in de carpale tunnel	121
7.5	Injecties in het heupgebied	123
7.5.1	Intra-articulaire injectie in de heup	123
7.5.2	Injectie in de bursa trochanterica	125
7.6	Injecties in en om de knie	127
7.6.1	Punctie c.q. intra-articulaire injectie in de knie	127
7.6.2	Injectie in de apex patellae	129
7.6.3	Injectie in de bursa onder de tractus iliotibialis	131
7.7	Injecties in enkel en voet	133
7.7.1	Intra-articulaire injectie in het bovenste spronggewricht	133
7.7.2	Intra-articulaire injectie in het onderste spronggewricht	135

7.7.3	Intra-articulaire injectie in het metatarsofalangeale-I gewricht	137
7.7.4	Injectie in de fascia plantaris insertie	139
7.8	Caudale epidurale injectie	141

7.1 Inleiding

In dit hoofdstuk bespreken we de injectietechnieken voor de meest voorkomende aandoeningen aan de hand van illustraties. Voor details over het lichamelijk onderzoek en de diagnostiek van de benoemde aandoeningen verwijzen we naar *Onderzoek van het bewegingsapparaat*. Eerst vatten we de algemene principes van de injectietherapie, die in hoofdstuk 6 aan de orde zijn gekomen, nog eens puntsgewijs samen.

1 Alleen injecties als daartoe een goede indicatie bestaat.
2 Onervarenen doen er verstandig aan altijd eerst een injectie met een lokaalanaestheticum te proberen.
3 Steriel, wegwerp injectiemateriaal gebruiken.
4 Huiddesinfectie met jodium, povidon-jood of chloorhexidine; daarna minimaal 1 minuut wachten.
5 Hoeveelheid injectievloeistof ongeveer overeenkomstig de vermoede omvang van het letsel.
6 Lokaal-anaestheticum: lidocaïne HCl (Xylocaine®) 0,5 of 2% (maximale dosis 200 mg).
7 Corticosteroïd: triamcinolonacetonide 10 mg/ml (Kenacort A10®, Albicort 10®).
8 De injectienaald moet lang genoeg zijn om het letsel te bereiken. Liever een te lange dan een te korte naald gebruiken.
9 De uitgangshouding moet zodanig zijn dat het letsel gemakkelijk met de naald kan worden bereikt.
10 De injectienaald altijd zonder veel kracht inbrengen.
11 Intra-articulaire injecties: gewrichtskapsel passeren, vloeistof in één vloeiende beweging inspuiten.
12 Injecties in peesschede: zorgvuldig aanprikken, vloeistof in één vloeiende beweging inspuiten.
13 Infiltreren van kleine letsels in 'massieve' structuren of van letsels in grote, diep gelegen structuren (bijv. bursae) druppelsgewijs, op geleide van de pijn die de patiënt aangeeft.
14 Nazorg: de patiënt adviseren zich te gedragen zoals hij de voorafgaande weken heeft gedaan. Veranderingen in de klachten kunnen dan aan de injectie worden toegeschreven.

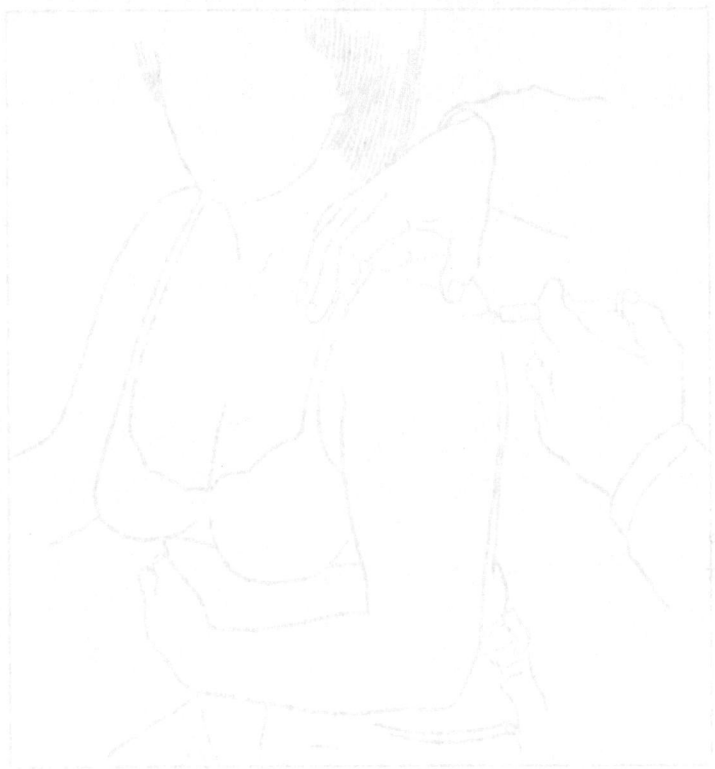

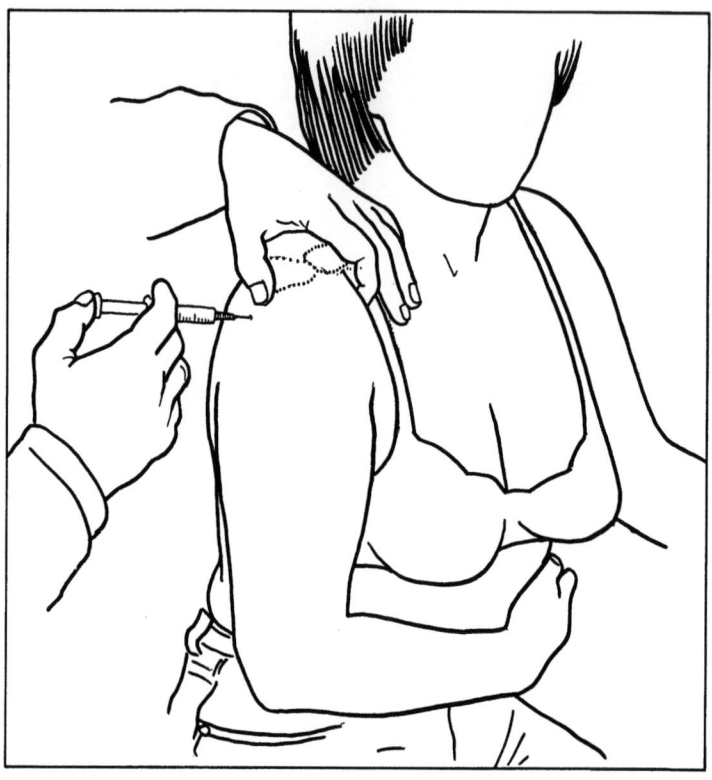

Figuur 7-1
Intra-articulaire injectie in het glenohumerale gewricht.

7.2 Injecties in en om de schouder

7.2.1 Intra-articulaire injectie in het glenohumerale gewricht

Indicatie. Niet-infectieuze arthritis/capsulitis. Meestal betreft het een idiopathische of posttraumatische capsulitis. Ook bij specifieke arthritiden (RA, Bechterew e.d.) kan een intra-articulaire corticosteroïd injectie een tijdelijke verbetering geven.
Lichamelijk onderzoek. Bewegingsbeperking volgens het 'capsulaire patroon': exorotatie het meest beperkt, glenohumerale abductie minder en endorotatie het minst beperkt.
Dosis. Afhankelijk van de ernst van de aandoening 20 tot 40 mg triamcinolonacetonide.
Minimale naaldlengte. 4 cm (intramusculaire naald).
Uitgangshouding. Patiënt zit, de schouder in endorotatie/adductie (de hand omvat de gezonde bovenarm).
Techniek. De naald wordt circa 1 cm onder de dorsolaterale hoek van het acromion ingebracht en langzaam opgevoerd in de richting van de processus coracoideus. Na 2 tot 3 cm voelt de arts dat de naald het kapsel doorboort (de patiënt ervaart dat vaak als pijnlijk). Onmiddellijk daarna stuit de naald op het kraakbeen van de humeruskop. Op dat moment bevindt de punt van de naald zich intra-articulair en kan de injectievloeistof worden ingespoten.
Beleid. Een serie van 4 tot 6 injecties met opklimmende intervallen, bijvoorbeeld 1-2-3-4-6 weken, enzovoort. De subjectieve en objectieve symptomen behoren per injectie te verbeteren. De therapie wordt gestaakt zodra de patiënt in het dagelijkse leven geen pijn meer heeft, of indien geen verdere verbetering optreedt. Een eventueel resterende pijnloze bewegingsbeperking herstelt zich in de loop van de tijd vanzelf.

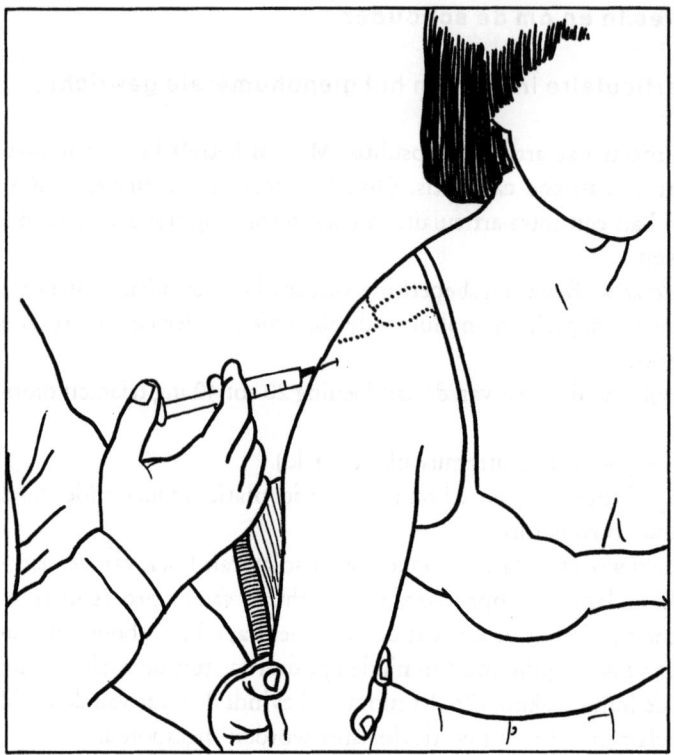

Figuur 7-2
Injectie in de subacromiale ruimte.

7.2.2 Injectie in de subacromiale ruimte

Indicatie. Subacromiaal impingement syndroom ten gevolge van bursitis subacromialis of tendinopathie van de rotatoren, acute bursitis.
Lichamelijk onderzoek. Geen glenohumerale bewegingsbeperking. Painful arc bij zijwaarts of voorwaarts heffen van de arm (soms 'op de terugweg'). Eén of meer weerstandstests kunnen pijnlijk zijn. Door inklemming van een verdikte, gefibroseerde of verkalkte bursa is soms alleen de glenohumerale abductie beperkt; de rotaties zijn dan vrij.
Dosis. Mengsel van 4 ml lidocaïne 2% + 10 mg triamcinolonacetonide.
Minimale naaldlengte. 5 cm.
Uitgangshouding. Patiënt in zittende houding, de arm afhangend naast het lichaam.
Techniek. De naald wordt circa 1 cm onder het midden van de laterale rand van het acromion horizontaal ingebracht. Stuit de naald op een benige weerstand (onderzijde acromion), dan wordt de naald iets meer naar caudaal gericht. Ontmoet de naald een stugge, taaie weerstand (rotatorpezen), dan wordt de naald iets meer naar craniaal gericht. Uiteindelijk kan de naald volledig worden opgevoerd, tot de punt ongeveer onder het acromioclaviculaire gewricht ligt. Door de naald telkens terug te trekken en meer naar voren en naar achteren opnieuw op te voeren, kan het subacromiale gebied worden 'afgetast'. Telkens wanneer de patiënt pijn aangeeft, worden enkele druppels injectievloeistof gedeponeerd. Vervolgens wordt deze procedure herhaald, waarbij de naald meer naar caudaal wordt gericht. Door de bovenarm in exo- respectievelijk endorotatie te brengen kan het gehele oppervlak van de rotator cuff worden afgetast. Wanneer geen pijnlijke plekjes meer kunnen worden gevonden, wordt de naald verwijderd.
Beleid. Controle na 2 weken. Bij verbetering de injectie 1 tot 3 maal herhalen, met opklimmende intervallen. De therapie wordt gestaakt zodra de patiënt in het dagelijkse leven geen pijn meer heeft of indien geen verbetering (meer) optreedt. Bij onvoldoende resultaat is verwijzing naar een orthopedisch chirurg te overwegen, met de vraag of er een operatie-indicatie bestaat.

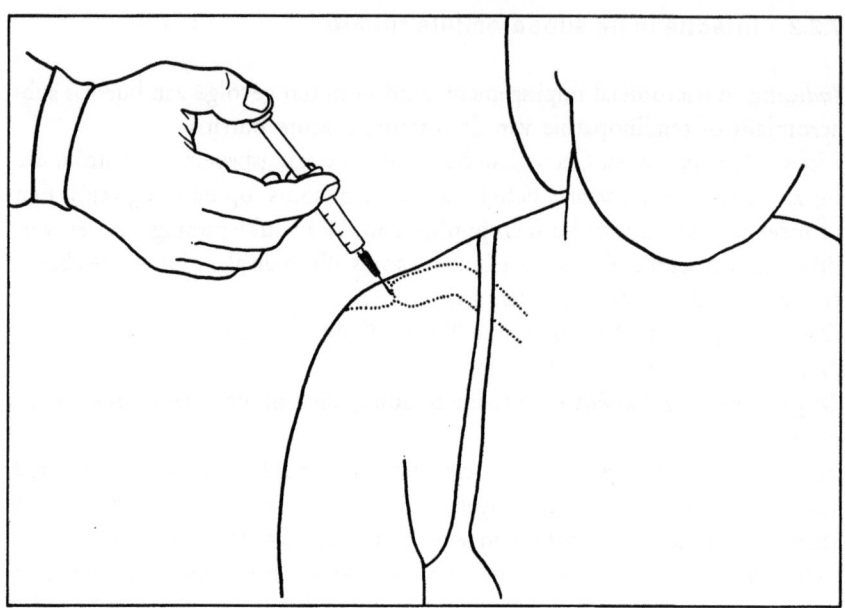

Figuur 7-3
Intra-articulaire injectie in het acromioclaviculaire gewricht.

7.2.3 Intra-articulaire injectie in het acromioclaviculaire gewricht

Indicatie. Posttraumatische of degeneratieve afwijkingen van het acromioclaviculaire gewricht.
Lichamelijk onderzoek. De pijn wordt boven in of op de schouder (C4 dermatoom) aangegeven. Glenohumerale bewegingen zijn niet beperkt. Maximale schouderbewegingen kunnen pijnlijk zijn. De horizontale adductie en de endorotatie zijn bovendien beperkt. Soms is adductie tegen weerstand pijnlijk, doordat de m. pectoralis de clavicula daarbij naar caudaal trekt.
Dosis. 1 ml lidocaïne 2% + 10 mg triamcinolonacetonide.
Minimale naaldlengte. 4 cm (intramusculaire naald).
Uitgangshouding. Patiënt in zittende houding.
Techniek. De contouren van het acromioclaviculaire gewricht worden gepalpeerd. De naald wordt, enigszins naar mediaal gericht, circa 0,5 cm dorsaal van de voorzijde van het acromioclaviculaire gewricht ingebracht. Men voelt dat de naald het bovenste deel van het gewrichtskapsel passeert. Vervolgens wordt de naald verder opgevoerd, totdat de punt het onderste deel van het gewrichtskapsel ontmoet. Daar worden enkele druppels injectievloeistof gedeponeerd. De naald wordt circa 1 cm teruggetrokken en er wordt 0,5 tot 1 ml vloeistof intra-articulair gespoten. De naald wordt nog iets verder teruggetrokken (tot vlak onder de huid); het oppervlakkige deel van het gewrichtskapsel wordt dan druppelsgewijs geïnfiltreerd.
Beleid. Als bij paragraaf 7.2.2.

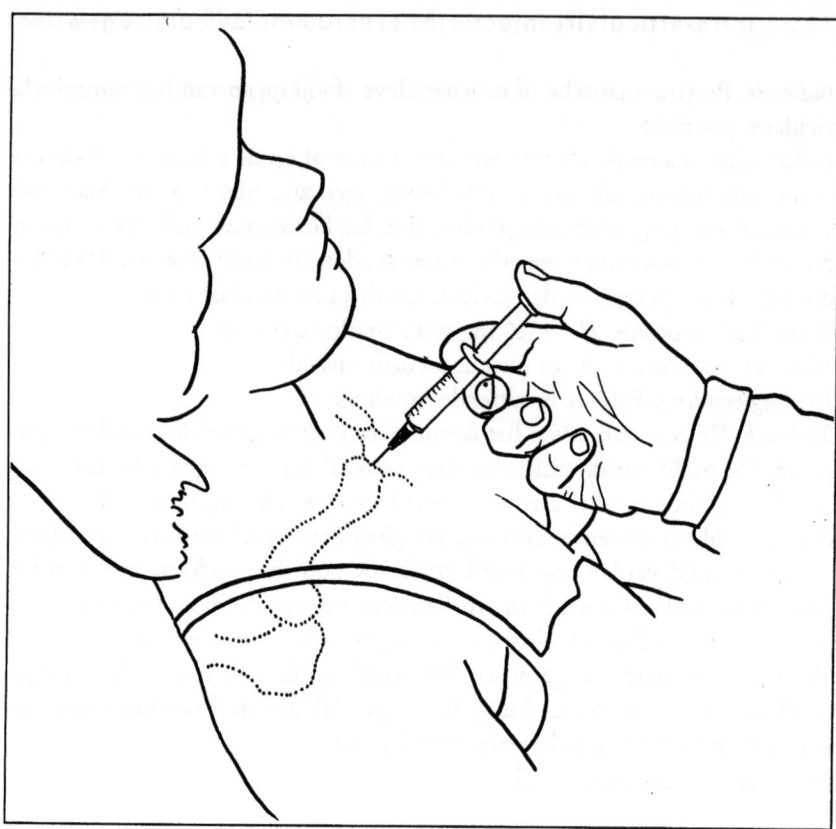

Figuur 7–4
Intra-articulaire injectie in het sternoclaviculaire gewricht.

7.2.4 Intra-articulaire injectie in het sternoclaviculaire gewricht

Indicatie. Posttraumatische of degeneratieve aandoeningen van het sternoclaviculaire gewricht.
Lichamelijk onderzoek. Scapula-elevatie (het optrekken van de schouders) is pijnlijk en beperkt. Schouderbewegingen kunnen eindstandig pijnlijk zijn. Horizontale adductie is meestal beperkt en pijnlijk.
Dosis. 1 ml lidocaïne 2% + 10 mg triamcinolonacetonide.
Minimale naaldlengte. 3 cm.
Uitgangshouding. Patiënt in zittende of halfzittende houding.
Techniek. De sternoclaviculaire gewrichtsspleet kan gemakkelijk worden gevonden door tijdens palpatie de patiënt te vragen de schouders een paar keer op te trekken. De naald wordt ter hoogte van de gewrichtsspleet ingebracht. Vervolgens wordt de injectie gegeven.
Beleid. Als bij paragraaf 7.2.2. Vooral spontane (degeneratieve) aandoeningen van het sternoclaviculaire gewricht recidiveren vaak. Bij twee of meer recidieven rijst de vraag of voortzetting van de therapie zinvol is.

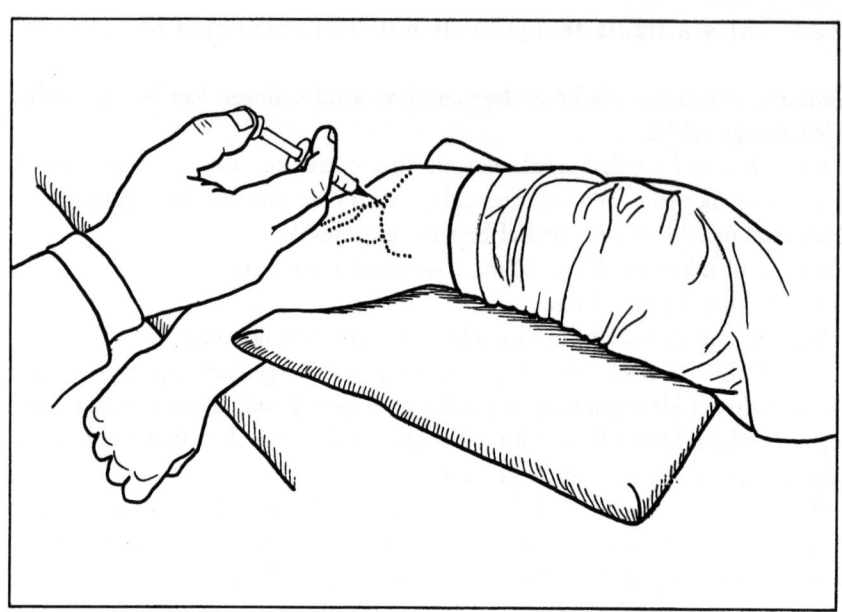

Figuur 7–5
Intra-articulaire injectie in de elleboog.

7.3 Injecties in en om de elleboog

7.3.1 Intra-articulaire injectie in de elleboog

Indicatie. Posttraumatische of degeneratieve capsulitis.
Lichamelijk onderzoek. Bewegingsbeperking volgens het capsulaire patroon: flexie veel meer beperkt dan extensie.
Dosis. 20 mg triamcinolonacetonide.
Minimale naaldlengte. 3 cm.
Uitgangshouding. Patiënt in buikligging, de arm langs het lichaam, de arm in exorotatie, zodat het palpabele deel van de laterale gewrichtsspleet boven ligt. Een kussentje onder de fossa cubiti is aan te bevelen bij een eventuele pijnlijke extensiebeperking.
Techniek. Men tekent op de huid een lijn langs de laterale ulnarand en een lijn over de humeroradiale gewrichtsspleet (lateraal van de ulna palpabel). De naald wordt verticaal ingebracht op het kruispunt van deze lijnen en zonder weerstand tot in het gewricht opgevoerd. De vloeistof wordt in een vloeiende beweging ingespoten.
Beleid. Controle na 2 weken. Meestal zijn 2 tot 3 injecties voldoende.

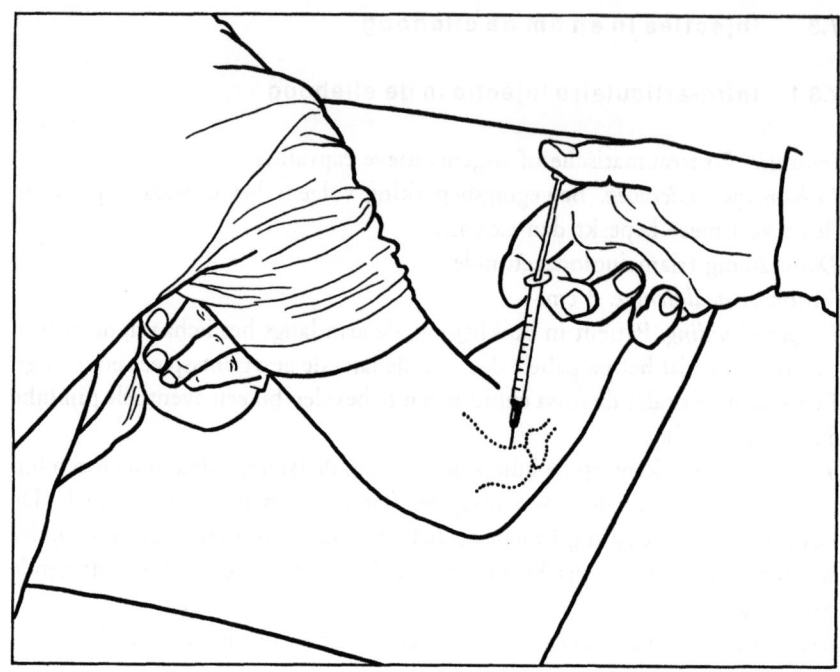

Figuur 7-6
Injectie voor tenniselleboog.

7.3.2 Injectie voor tenniselleboog

Indicatie. Een tenniselleboog geneest onbehandeld eigenlijk altijd, zij het vaak na lange tijd (1 tot 2 jaar). Een injectie doet de klachten snel verdwijnen, maar de recidiefkans is bijzonder groot. Injecties worden alleen overwogen bij bijzonder heftige klachten, waarbij de patiënt in het dagelijkse leven ernstig gehandicapt is (verstoring van de nachtrust, pijn in rust e.d.).

Lichamelijk onderzoek. Geen bewegingsbeperking (hoogstens geringe extensiebeperking ten gevolge van pijn). Hevige pijn en ogenschijnlijke krachtvermindering bij polsextensie tegen weerstand. Soms pijn bij supinatie tegen weerstand. De overige tests moeten zonder problemen kunnen worden uitgevoerd.

Dosis. 0,5 ml lidocaïne 2% + 5 mg triamcinolonacetonide.

Minimale naaldlengte. Niet van toepassing. Men kieze een dunne naald; elke lengte is voldoende, aangezien het letsel zich vlak onder de huid bevindt. Een tuberculinespuitje vergemakkelijkt het druppelsgewijs infiltreren.

Uitgangshouding. Patiënt zit aan bureau of onderzoekbank, de elleboog 90° gebogen en rustend op de onderlaag.

Techniek. De naald wordt verticaal ingebracht ter hoogte van de epicondylus lateralis, daar waar in de hiervoor beschreven uitgangshouding het verticale aspect van de epicondylus overgaat in het horizontale aspect. De origo van de m. extensor carpi radialis brevis wordt met de naald afgetast en op geleide van de door de patiënt aangegeven pijn druppelsgewijs geïnfiltreerd. Na 3 tot 6 druppeltjes (van circa 0,1 ml) zijn geen pijnlijke plekjes meer te vinden. Met de naald nog in situ wordt polsextensie tegen weerstand opnieuw getest. Is de test nog gevoelig, dan wordt met de naald verder gezocht. Is de test pijnloos, dan wordt de naald verwijderd.

Beleid. In de regel is 2 weken na de eerste injectie de pijn grotendeels verdwenen. Bij restklachten wordt de injectie herhaald. Zelden zijn meer dan 3 injecties nodig.

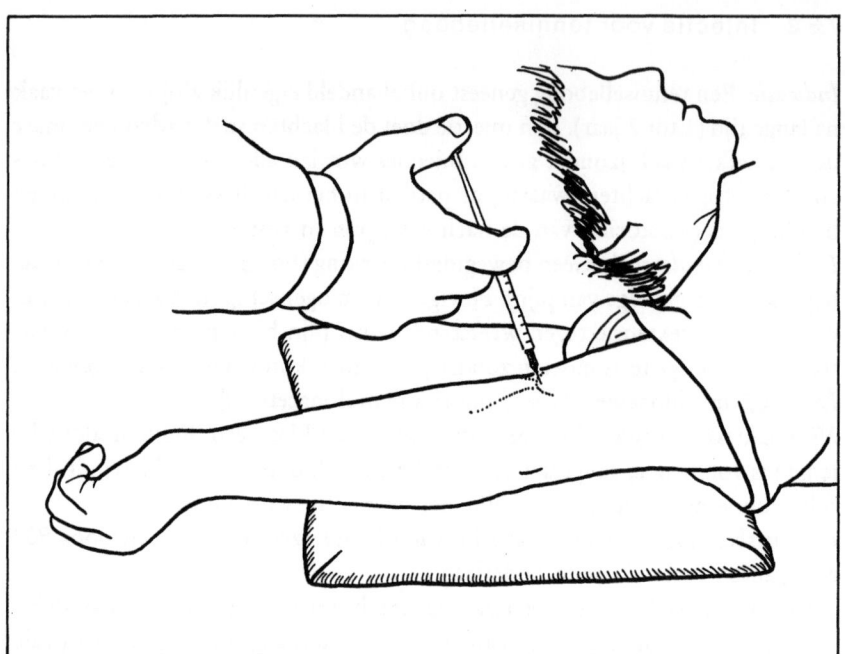

Figuur 7-7
Injectie voor golferselleboog.

7.3.3 Injectie voor golferselleboog

Indicatie. Voor de indicatiestelling geldt waarschijnlijk hetzelfde als bij de tenniselleboog.
Lichamelijk onderzoek. Geen bewegingsbeperking. Pijn bij polsflexie tegen weerstand en meestal ook bij pronatie tegen weerstand.
Dosis. 0,5 ml lidocaïne 2% + 5 mg triamcinolonacetonide.
Minimale naaldlengte. Zie bij paragraaf 7.3.2.
Uitgangshouding. Patiënt in rugligging, de arm gestrekt langs het hoofd, een kussentje onder de bovenarm. In deze houding wijst de epicondylus medialis recht naar boven, wat de benadering met de injectienaald vergemakkelijkt. Men palpeert de gemeenschappelijke pees van de polsflexoren, juist distaal van de mediale epicondyl, en vervolgt deze terug tot op de epicondyl, waar het aanhechtingsvlakje kan worden gepalpeerd.
Techniek. Zie bij paragraaf 7.3.2.
Beleid. Zie bij paragraaf 7.3.2.

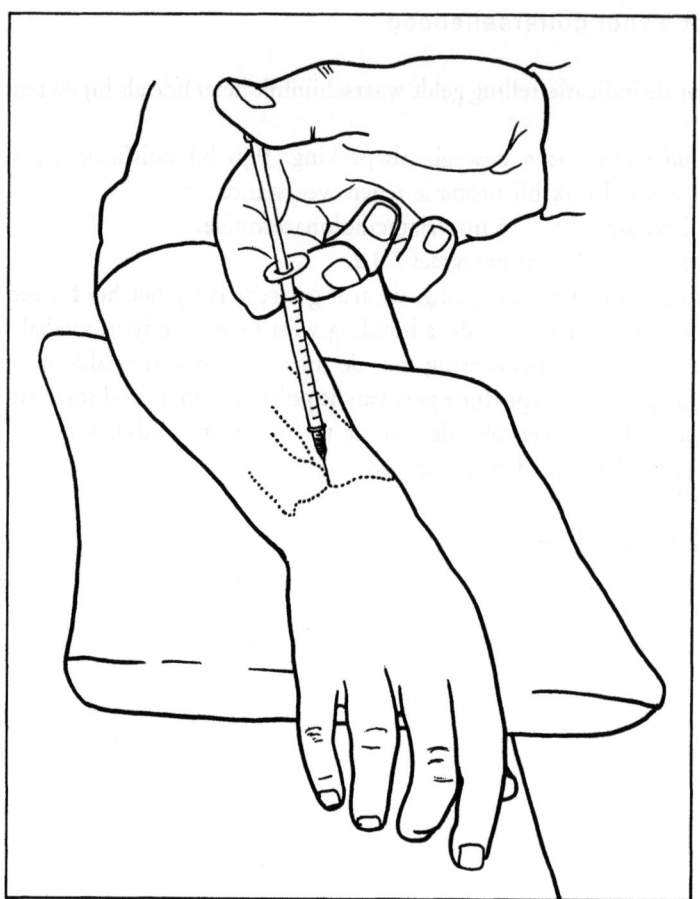

Figuur 7-8
Intra-articulaire injectie in het distale radio-ulnaire gewricht.

7.4 Injecties in pols en hand

7.4.1 Intra-articulaire injectie in het distale radio-ulnaire gewricht

Indicatie. Arthritis, posttraumatische of degeneratieve capsulitis.
Lichamelijk onderzoek. Maximale pro- en supinatie zijn beide pijnlijk, maar niet beperkt. Bewegingsbeperking ontstaat alleen bij ernstige, meestal reumatoïde arthritis.
Dosis. 10 mg triamcinolonacetonide.
Minimale naaldlengte. 2,5 cm.
Uitgangshouding. Patiënt zit aan bureau of onderzoekbank; de onderarm rust op de onderlaag.
Techniek. De gewrichtsspleet bevindt zich juist radiaal van het caput ulnae, dat meestal eenvoudig te lokaliseren is. Ter oriëntatie kan men ook de pees van de m. extensor digiti minimi palperen, wanneer de patiënt de pink enkele malen optilt. Deze pees loopt precies over de gewrichtsspleet.
Beleid. Meestal zijn 1 of 2 injecties, met een interval van 2 weken, voldoende voor een definitief herstel van een posttraumatische capsulitis. Bij artrose of een reumatologische aandoening zal de arthritis waarschijnlijk recidiveren.

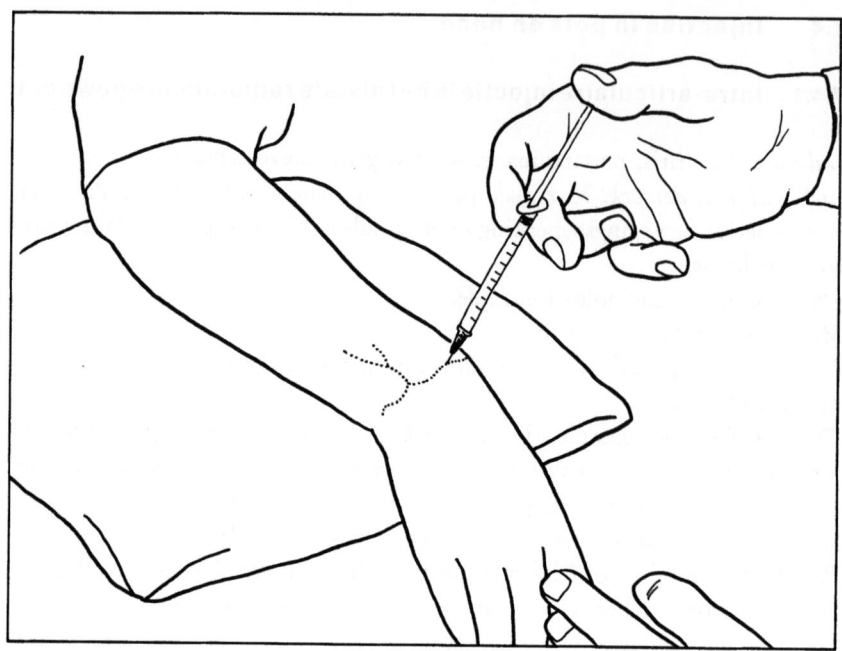

Figuur 7-9
Intra-articulaire injectie in het radiocarpale gewricht.

7.4.2 Intra-articulaire injectie in het radiocarpale gewricht

Indicatie. Posttraumatische, degeneratieve of specifieke arthritis.
Lichamelijk onderzoek. Bij arthritis beperking van dorsaal- en palmairflexie in gelijke mate.
Dosis. 10 mg triamcinolonacetonide.
Minimale naaldlengte. 3 cm.
Uitgangshouding. Patiënt zit aan bureau of onderzoekbank, een kussentje onder de onderarm, waardoor de pols enigszins geflecteerd is.
Techniek. Door de hand van de patiënt wat naar dorsaal en palmair te buigen is de distale rand van de radius goed te voelen. Juist distaal hiervan wordt de naald in het gewricht gebracht en de vloeistof ingespoten.
Beleid. Doorgaans zijn 1 tot 3 injecties voldoende; zie verder paragraaf 7.4.1.

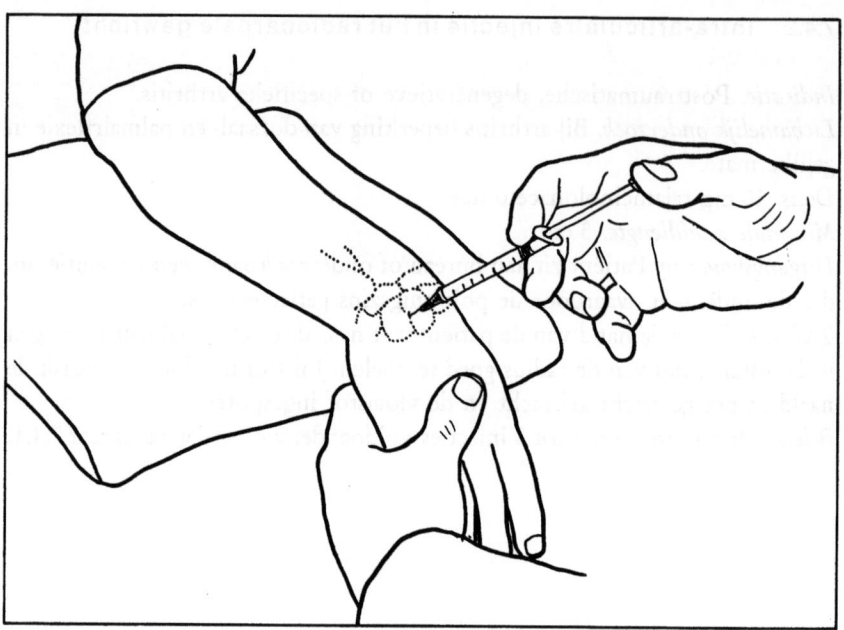

Figuur 7-10
Intra-articulaire injectie in de intercarpale gewrichten, c.q. punctie van een ganglion.

7.4.3 Intra-articulaire injectie in de intercarpale gewrichten

Indicatie. Posttraumatische, degeneratieve of specifieke arthritis. Ook bij de behandeling van een van dit gewricht uitgaand ganglion is een intra-articulaire corticosteroïd injectie soms het proberen waard.

Lichamelijk onderzoek. Bij ernstige arthritis beperking van dorsaal- en palmairflexie in gelijke mate; in lichte gevallen geen bewegingsbeperking, maar pijn bij het steunen op de hand. Bij een ganglion is slechts één van beide bewegingen beperkt.

Dosis. 10 tot 20 mg triamcinolonacetonide.

Minimale naaldlengte. 3 cm.

Uitgangshouding. Patiënt zit aan bureau of onderzoekbank, een kussentje onder de onderarm, waardoor de pols enigszins geflecteerd is.

Techniek. Aangezien alle intercarpale gewrichten met elkaar communiceren, hoeft men slechts te zoeken naar een goed palpabele gewrichtsspleet tussen twee carpale botjes. Meestal lukt het inbrengen van de naald gemakkelijk in het 'kuiltje' ter plaatse van het os capitatum.

Beleid. Zie bij paragraaf 7.4.1 en 7.4.2.

7.4.4 Punctie van een ganglion

Indicatie. Een ganglion dat hinderlijke klachten veroorzaakt.

Lichamelijk onderzoek. Afhankelijk van de plaats van het ganglion: pijn en/of bewegingsbeperking.

Minimale naaldlengte. De lengte doet er niet toe, maar er wordt een dikke (aspiratie)naald gebruikt, aangezien de inhoud van een ganglion gelatineus is. Gebruik een grote injectiespuit, bijvoorbeeld 5 of 10 ml.

Uitgangshouding. Kies een zodanige uitgangshouding dat er voldoende spanning op het ganglion staat. Dat vergemakkelijkt het puncteren.

Techniek. Het ganglion wordt met een snelle beweging in het midden aangeprikt. Vervolgens wordt met de injectiespuit vacuüm gezogen en enkele seconden gewacht. De inhoud van het ganglion sijpelt langzaam de spuit binnen.

Beleid. Bij recidivering is te overwegen een intra-articulaire corticosteroïd injectie in het betreffende gewricht te geven (meestal gaat het ganglion van een gewricht uit). Ook bij een ganglion uitgaande van een peesschede is een corticosteroïd injectie te overwegen.

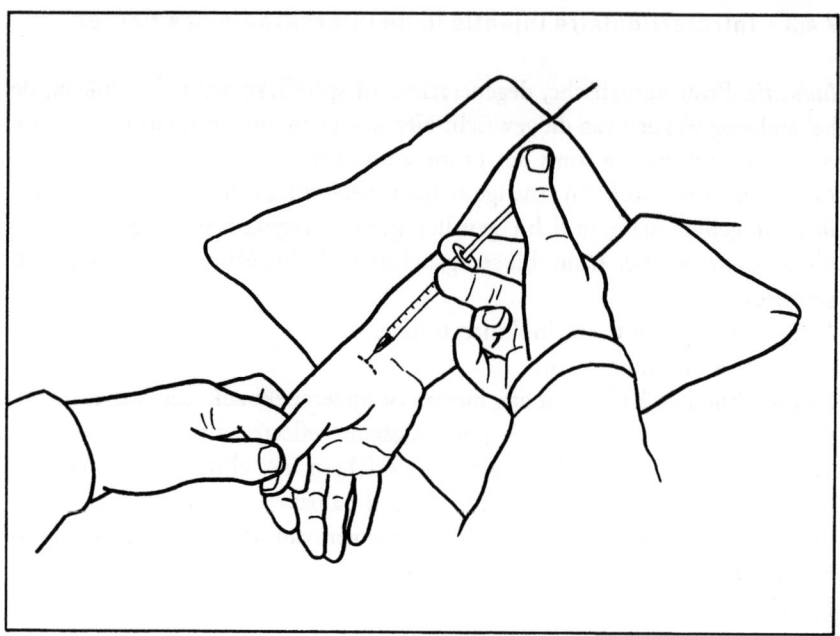

Figuur 7-11
Intra-articulaire injectie in het CMC-I gewricht.

7.4.5 Intra-articulaire injectie in het CMC-I gewricht, de MCP-, PIP- en DIP-gewrichten

Indicatie. Posttraumatische, degeneratieve of specifieke arthritis.
Lichamelijk onderzoek. Bij het CMC-I gewricht is de passieve repositie pijnlijk en beperkt. Bij de overige gewrichten is doorgaans vooral de flexie beperkt en zijn de andere bewegingen pijnlijk in de eindstanden. Soms is er zwelling door hydrops of kapselverdikking.
Dosis. Afhankelijk van de grootte van het gewricht 1 tot 5 mg triamcinolonacetonide.
Minimale naaldlengte. Elke lengte is goed; kies een dunne naald.
Uitgangshouding. Patiënt zit aan bureau of onderzoekbank, de elleboog rustend op de onderlaag.
Techniek. Men pakt de desbetreffende vinger vast en geeft wat distractie (dit kan men ook door een assistent of door de patiënt zelf laten doen). Door enig gemanipuleer is de gewrichtsspleet wel te voelen. De naald wordt ingebracht waar de gewrichtsspleet het duidelijkst voelbaar is.
Beleid. Doorgaans zijn 1 of 2 injecties (interval 2 tot 3 weken) voldoende.

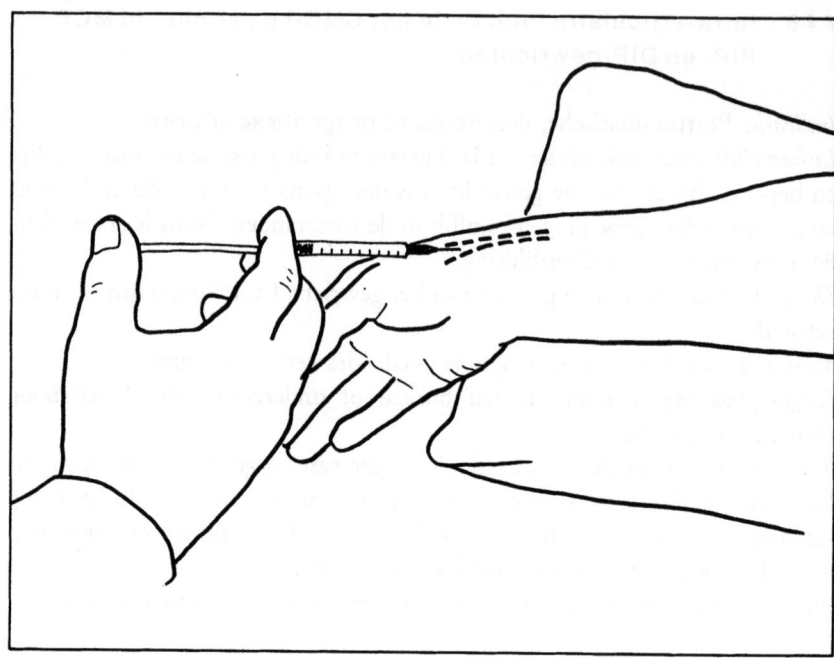

Figuur 7–12a
Injecties in peesschede m. extensor pollicis brevis + m. abductor pollicis longus.

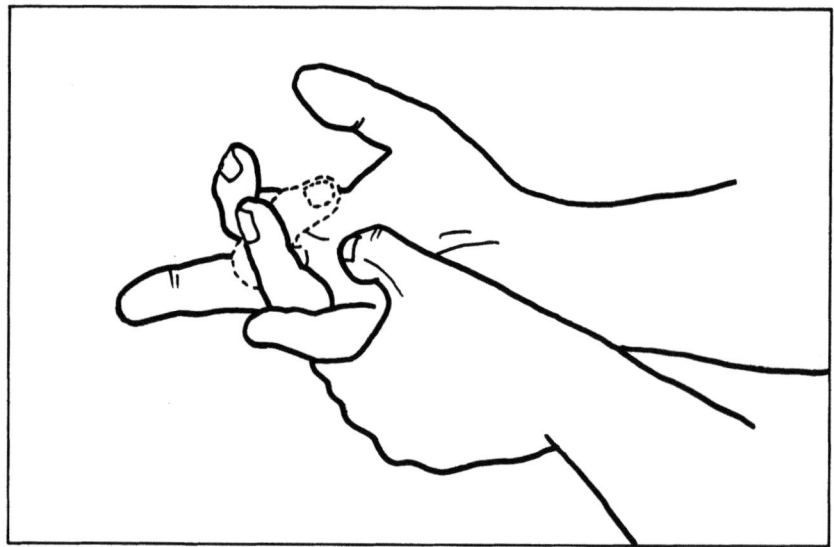

Figuur 7–12b
Palpatie peesknobbeltje bij 'trigger finger'.

7.4.6 Injecties in peesscheden

Indicatie. Tenosynoviitis/tendovaginitis na trauma of overbelasting, eventueel peesschedeontsteking in het kader van een reumatologische ziekte.
Lichamelijk onderzoek. De rektest voor de desbetreffende pees is pijnlijk (bijv. de proef van Finkelstein bij een tenosynoviitis van De Quervain, passieve supinatie bij de tenosynoviitis van de m. extensor carpi ulnaris). Weerstandstests zijn in de regel nauwelijks of niet pijnlijk.
Dosis. 0,5 ml lidocaïne 2% + 5 mg triamcinolonacetonide, afhankelijk van de grootte van de peesschede.
Minimale naaldlengte. Elke lengte is goed; kies een dunne naald.
Uitgangshouding. Patiënt zit aan bureau of onderzoekbank.
Techniek. Afhankelijk van de in te spuiten peesschede. De naald wordt onder een kleine hoek in de peesschede gebracht (vergelijkbaar met een venapunctie). Meestal is de benadering van distaal naar proximaal het gemakkelijkst. Bij een tenosynoviitis van De Quervain kan de naald tussen de pezen van respectievelijk de m. extensor pollicis brevis en de m. abductor pollicis longus worden aangebracht. De naald bevindt zich dan altijd in de gemeenschappelijke peesschede (fig. 7–12a).
De enige uitzondering vormt de injectie voor een 'trigger finger' (tendovaginitis stenosans). Het peesknobbeltje kan worden gepalpeerd door met de duim druk uit te oefenen op de desbetreffende flexorpees, juist proximaal van het kopje van het os metacarpale, en tegelijkertijd de overeenkomstige vinger actief of passief te bewegen (fig. 7–12b). De injectie wordt druppelsgewijs gegeven rondom het peesknobbeltje. Het is niet eenvoudig en bovendien niet noodzakelijk om de injectievloeistof precies in de peesschede te deponeren.
Beleid. Eén injectie is vaak voldoende, soms is een tweede injectie na 2 weken nodig.

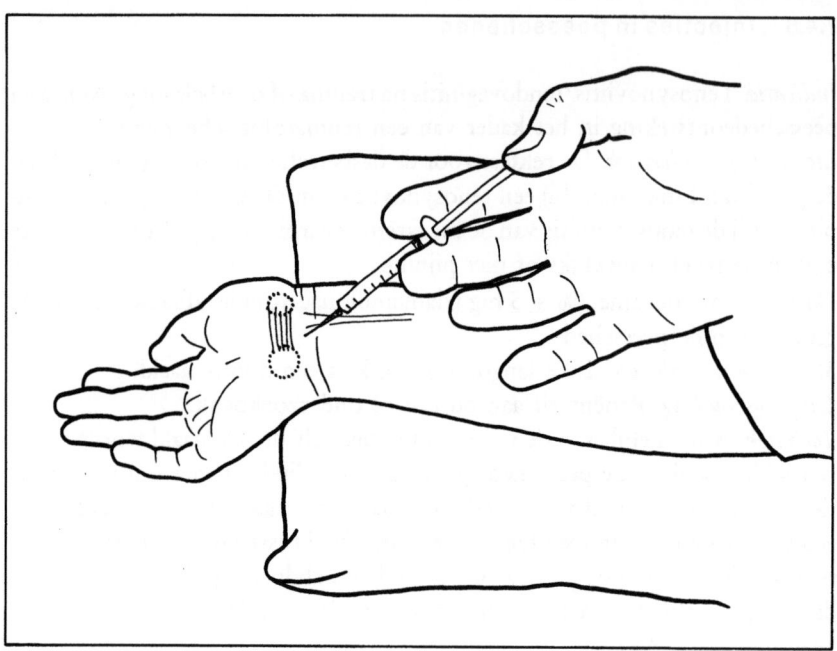

Figuur 7-13
Injectie in de carpale tunnel.

7.4.7 Injectie in de carpale tunnel

Indicatie. Carpale-tunnelsyndroom.
Lichamelijk onderzoek. Voor de diagnose is de anamnese het meest waardevol: paresthesieën in het verzorgingsgebied van de n. medianus, vooral 's nachts. Bij functieonderzoek worden vaak geen afwijkingen gevonden. De tests van Phalen en Tinel zijn lang niet altijd positief. Neurologisch onderzoek, waaronder een EMG, hoeft geen afwijkingen op te leveren. Atrofie van de duimmuisspieren ontstaat pas in vergevorderde stadia. Dit is de enige aandoening waarbij een (therapeutische) corticosteroïd injectie diagnostisch wordt toegepast: als de injectie helpt, is daarmee de diagnose bevestigd.
Dosis. 10 tot 20 mg triamcinolonacetonide.
Minimale naaldlengte. 4 cm (intramusculaire naald).
Uitgangshouding. Patiënt zit aan bureau of onderzoekbank, de onderarm gesupineerd en rustend op een kussentje, zodat de hand in lichte dorsaalflexie ligt.
Techniek. De naald wordt 1 tot 2 cm proximaal van de dwarse huidplooien, juist ulnair van de m. palmaris longus pees en in de lengterichting van de onderarm, ingebracht, onder een hoek van ongeveer 30° met het huidoppervlak. De n. medianus bevindt zich namelijk juist radiaal van deze pees. Bij mensen die geen m. palmaris longus hebben, kiest men de injectieplaats juist ulnair van het midden van de onderarm. Door de naald in de lengterichting van de onderarm op te voeren, verloopt deze parallel aan de pezen en de zenuw. De naald moet zonder enige weerstand kunnen worden opgeschoven en de vloeistof moet zonder noemenswaardige weerstand kunnen worden ingespoten. Met een vinger van de andere hand voelt de arts of er geen subcutane zwelling ontstaat, een teken dat de naald zich oppervlakkig van het ligamentum carpi transversum bevindt. Het kan voorkomen dat de patiënt tijdens of direct na de injectie de bekende tintelingen voelt. Deze verdwijnen binnen enkele minuten.
Beleid. In het algemeen zijn 1 tot 3 injecties nodig. Bij onvoldoende effect of redicieven is een operatie geïndiceerd.

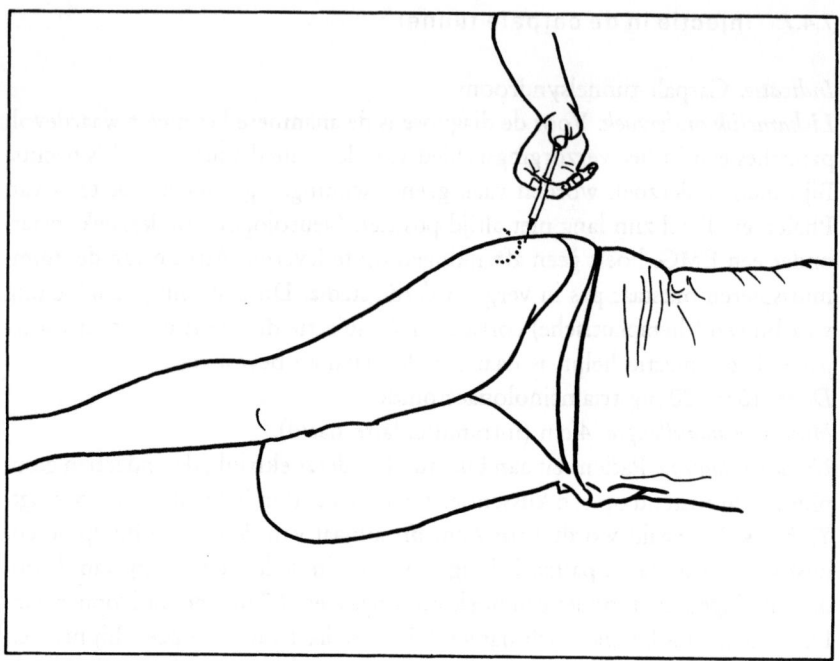

Figuur 7-14
Intra-articulaire injectie in de heup.

7.5 Injecties in het heupgebied

7.5.1 Intra-articulaire injectie in de heup

Indicatie. Posttraumatische capsulitis, capsulitis als complicatie van coxartrose.
Lichamelijk onderzoek. Bewegingsbeperking volgens het capsulaire patroon: endorotatie het meest beperkt, flexie, abductie en extensie minder beperkt, adductie en exorotatie niet beperkt.
Dosis. 20 mg triamcinolonacetonide.
Minimale naaldlengte. 7 tot 8 cm.
Uitgangshouding. Patiënt ligt op de niet aangedane zijde, het onderliggende been gebogen en het bovenliggende been gestrekt.
Techniek. De naald wordt 1 tot 2 cm proximaal van het trochanter major ingebracht, onder een hoek van omstreeks 60° met het huidoppervlak, in distale richting. Na het perforeren van de huid wordt de naald voorzichtig opgevoerd. Na enkele centimeters voelt men dat de naald het stugge gewrichtskapsel doorboort, direct daarna stuit de naald op het collum of caput femoris. Op dat moment ligt de naald intra-articulair en kan de vloeistof zonder noemenswaardige weerstand worden ingespoten.
Beleid. Een serie van 2 tot 3 injecties is meestal voldoende bij een posttraumatische capsulitis. Bij een capsulitis ten gevolge van artrose bestaat een aanzienlijke kans op recidieven.

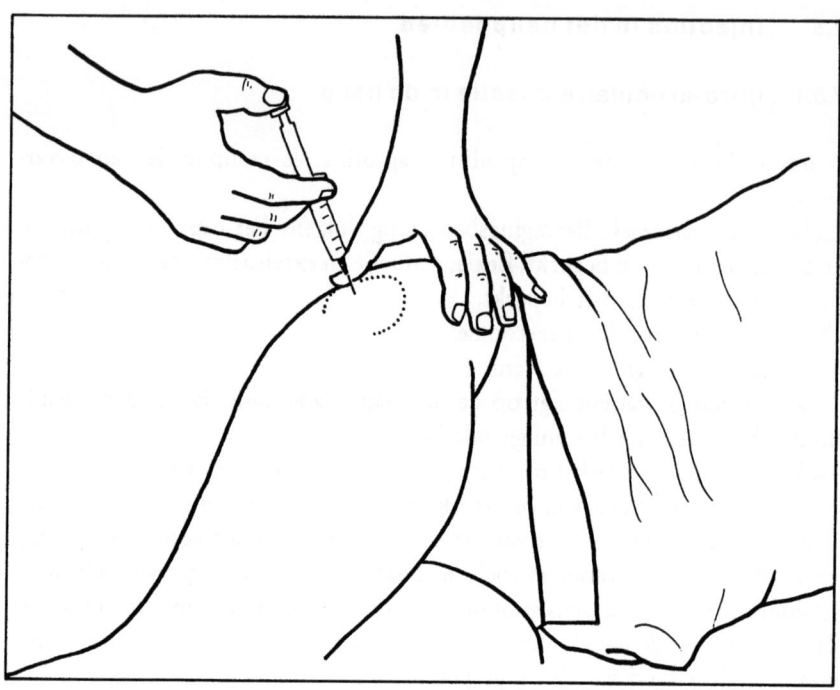

Figuur 7-15
Injectie in de bursa trochanterica.

7.5.2 Injectie in de bursa trochanterica

Indicatie. Bursitis trochanterica.
Lichamelijk onderzoek. Gecombineerde passieve flexie/adductie en abductie tegen weerstand zijn pijnlijk ter hoogte van het trochanter major. Ook is er omschreven drukpijn op het trochanter major.
Dosis. 4 ml lidocaïne 2% + 10 mg triamcinolonacetonide.
Minimale naaldlengte. 5 tot 8 cm.
Uitgangshouding. Patiënt ligt op de niet-aangedane zijde, het onderliggende been gebogen, het bovenliggende been gestrekt.
Techniek. Door middel van palpatie wordt het punctum maximum van de pijn opgezocht (bijv. het meest prominerende punt van het trochanter major of het posterieure aspect daarvan). Daar wordt de naald ingebracht, loodrecht op het huidoppervlak. De ontstoken bursa trochanterica ligt onder de tractus iliotibialis. Daarom moet de naald met wat extra kracht door de peesplaat worden geduwd, wat de patiënt als pijnlijk ervaart. Vervolgens stuit de naald op het botmassief van het trochanter. Het hele gebied wordt afgetast en geïnfiltreerd op geleide van de aangegeven pijn.
Beleid. 2 tot 3 injecties met een interval van 2 tot 4 weken.

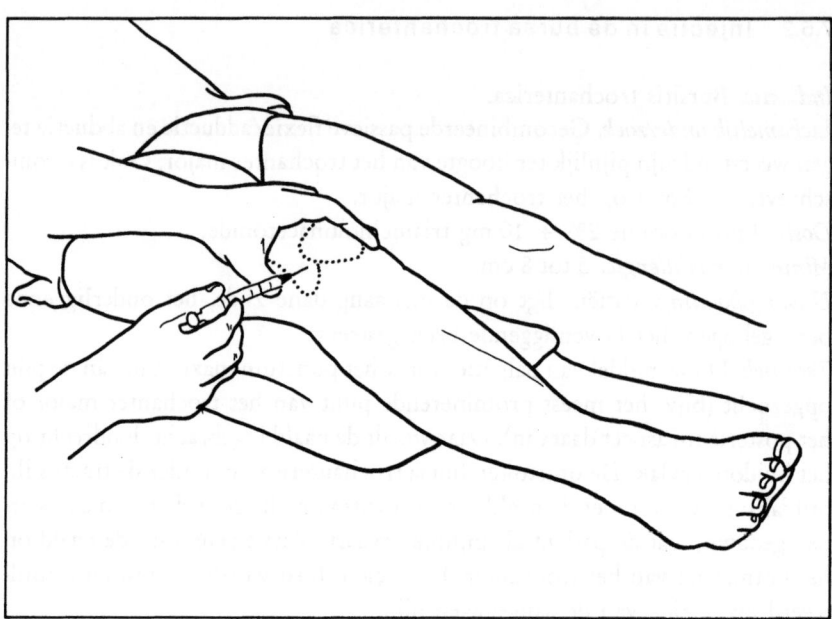

Figuur 7-16
Punctie c.q. intra-articulaire injectie in de knie.

7.6 Injecties in en om de knie

7.6.1 Punctie c.q. intra-articulaire injectie in de knie

Indicatie. Hydrops, haemarthros, capsulitis, niet-bacteriële arthritis.
Lichamelijk onderzoek. Bewegingsbeperking volgens het capsulaire patroon: flexie veel meer beperkt dan extensie.
Dosis. Bij intra-articulaire injectie 40 mg triamcinolonacetonide.
Minimale naaldlengte. Elke lengte is goed. Bij punctie een dikke naald gebruiken wanneer haemarthros wordt vermoed.
Uitgangshouding. Patiënt in rugligging of langzit, een kussentje onder de knie in verband met extensiebeperking en het naar voren drukken van het intra-articulaire vocht.
Techniek. De naald wordt mediaal of lateraal van de patella ingebracht, nadat door verticale druk op de contralaterale patellarand de patella wordt gekanteld. Het gewrichtskapsel staat daardoor uitgespannen tussen patella en femur.
Beleid. Bij intra-articulaire injectie controle na 2 tot 3 weken; zo nodig de injectie herhalen. Prognose afhankelijk van de aandoening.

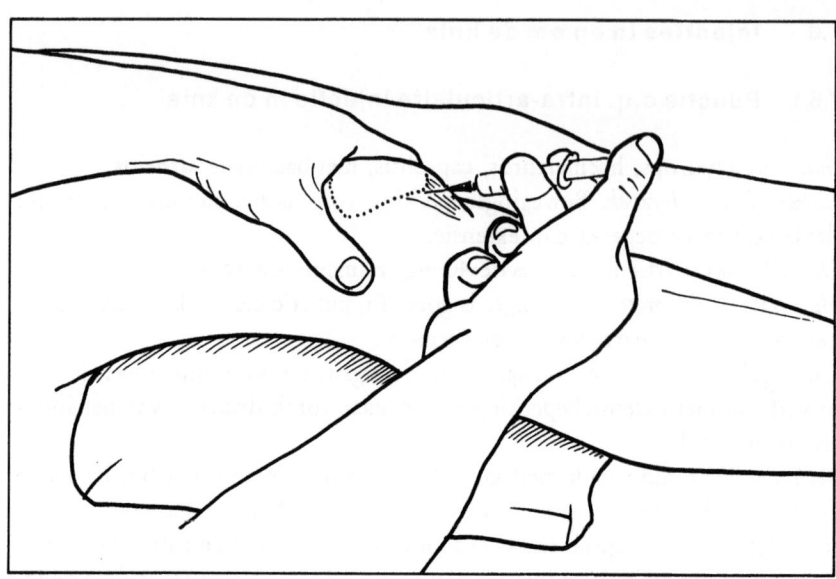

Figuur 7–17
Injectie in de apex patellae.

7.6.2 Injectie in de apex patellae

Indicatie. Apexitis patellae ('jumper's knee'). De patiënt klaagt over pijn rondom de knieschijf bij hurken, springen en dergelijke. Een niet onaanzienlijk percentage van de patiënten uit de categorie 'chondromalacie van de patella' blijkt een apexitis te hebben. Bij hardnekkige klachten kan een injectie worden overwogen.

Lichamelijk onderzoek. Pijn bij extensie tegen weerstand, soms alleen vanuit maximale flexie of in buikligging (voorspanning op de m. rectus femoris). Pijn bij overeind komen uit hurkzit. Zeer lokale drukpijn op de apex patellae.

Dosis. 1 ml lidocaïne 2% + 10 mg triamcinolonacetonide.

Minimale naaldlengte. 3 cm.

Uitgangshouding. Patiënt in langzit.

Techniek. Door druk op de basis patellae wordt de apex omhoog gekanteld, waardoor deze voor de injectienaald beter bereikbaar is. De naald wordt enkele centimeters distaal van de apex ingebracht en voortgeleid naar de pijnlijke plaats. Op geleide van de aangegeven pijn wordt druppelsgewijs geïnfiltreerd, tot alle pijnpunten zijn verdoofd.

Beleid. Controle na 2 tot 3 weken. Desgewenst de injectie 1 of 2 maal herhalen.

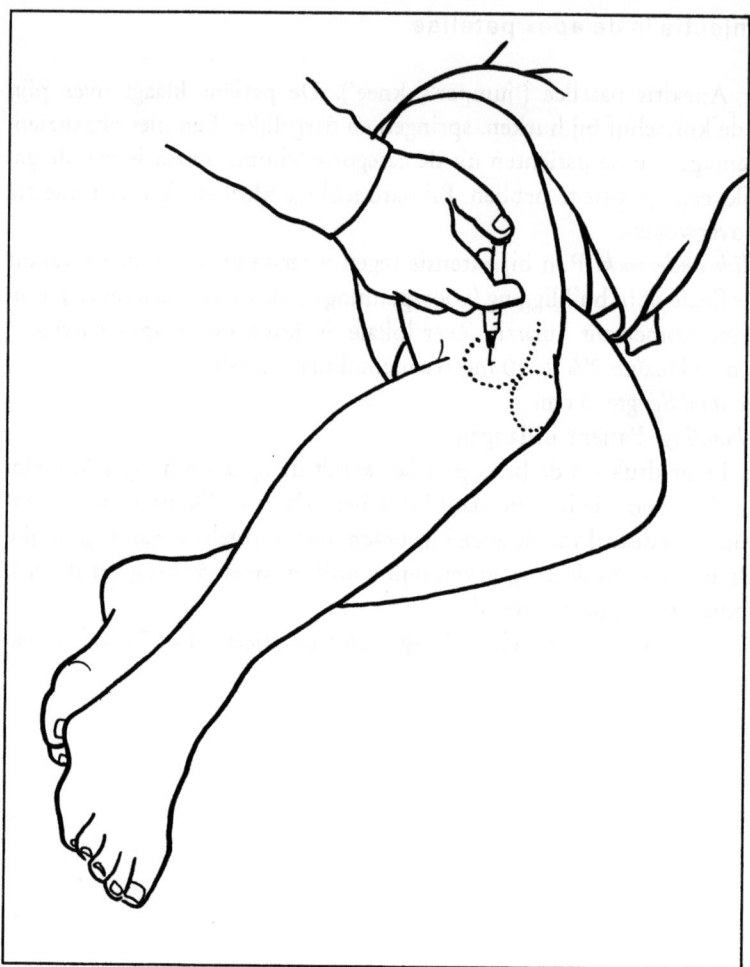

Figuur 7-18
Injectie in de bursa onder de tractus iliotibialis.

7.6.3 Injectie in de bursa onder de tractus iliotibialis

Indicatie. Tractus iliotibialis frictie syndroom. De patiënt klaagt over pijn aan de laterale zijde van de knie, vooral bij licht gebogen stand (trap of heuvel aflopen, fietsen e.d.).
Lichamelijk onderzoek. Functieonderzoek negatief. Pijn is op te wekken door druk op de epicondylus lateralis femoris, wanneer de knie 30° gebogen is. Bij meer of minder flexie verdwijnt de pijn (painful arc).
Dosis. 2 tot 4 ml lidocaïne 2% + 10 mg triamcinolonacetonide.
Minimale naaldlengte. 3 cm.
Uitgangshouding. Patiënt ligt op de niet-aangedane zijde, het bovenliggende been 30° gebogen.
Techniek. Het punctum maximum van de pijn (de epicondylus lateralis femoris) wordt gepalpeerd, waarna de naald verticaal wordt ingebracht. Het gebied van de bursa wordt afgetast en op geleide van de aangegeven pijn druppelsgewijs geïnfiltreerd.
Beleid. Meestal zijn 2 injecties voldoende. Zo mogelijk moeten oorzakelijke statische en biomechanische factoren worden bestreden, ter voorkoming van recidieven.

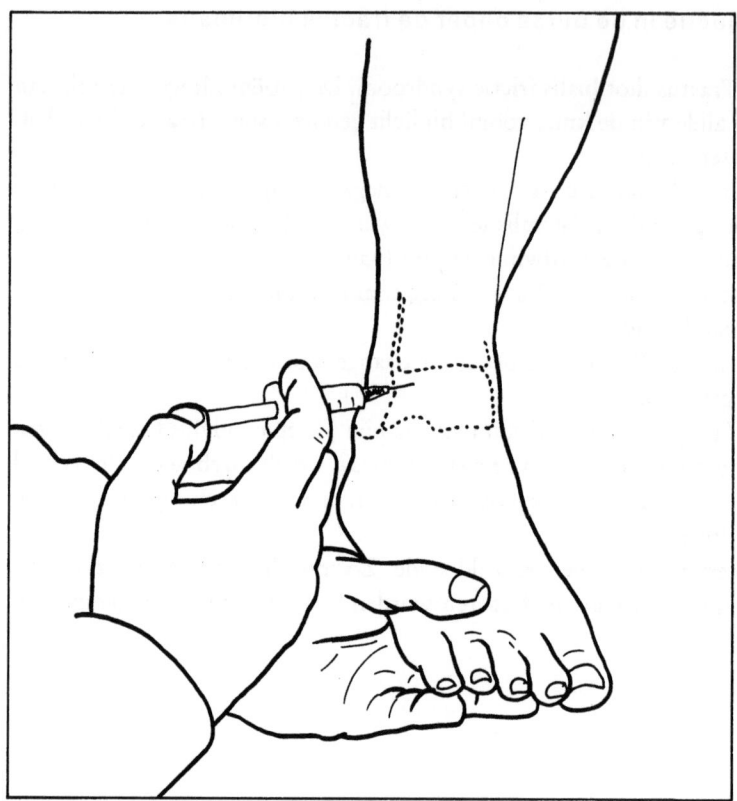

Figuur 7–19
Intra-articulaire injectie in het bovenste spronggewricht.

7.7 Injecties in enkel en voet

7.7.1 Intra-articulaire injectie in het bovenste spronggewricht

Indicatie. Niet-infectieuze arthritis.
Lichamelijk onderzoek. Beperking van vooral dorsaalflexie en in mindere mate plantairflexie.
Dosis. 20 mg triamcinolonacetonide.
Minimale naaldlengte. 4 cm (intramusculaire naald).
Uitgangshouding. Voet van de patiënt over de rand van de onderzoekbank, het laterale aspect van de voet naar boven gericht.
Techniek. Wanneer de voet naar plantairflexie wordt bewogen, voelt men de trochlea tali onder de laterale malleolus tevoorschijn komen. De naald wordt vlak boven het caput tali in posteromediale richting ingebracht.
Beleid. 2 tot 3 injecties met opklimmend interval.

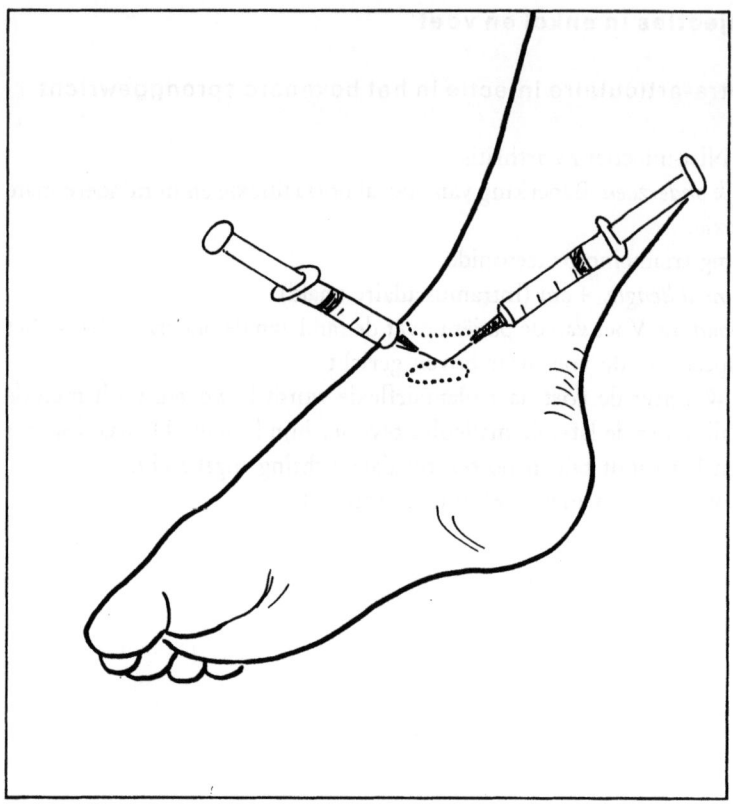

Figuur 7–20
Intra-articulaire injectie in het onderste spronggewricht.

7.7.2 Intra-articulaire injectie in het onderste spronggewricht

Indicatie. Niet-infectieuze arthritis.
Lichamelijk onderzoek. Beperking van de varuskanteling (adductie) van de calcaneus.
Dosis. 20 mg triamcinolonacetonide.
Minimale naaldlengte. 4 cm (intramusculaire naald).
Uitgangshouding. Voet van de patiënt over de rand van de onderzoekbank, het mediale aspect van de voet naar boven gericht.
Techniek. Men palpeert het sustentaculum talare calcanei door de voet enigszins naar valgus en terug te kantelen. De naald wordt vlak boven het sustentaculum, loodrecht op het huidoppervlak, door de huid geprikt. In eerste instantie is de steekrichting naar distaal en plantair (voorste compartiment). Daar wordt 1 ml injectievloeistof ingespoten. Vervolgens wordt de naald tot vlak onder de huid teruggetrokken en naar posterior en plantair ingebracht. Ook in het achterste compartiment wordt 1 ml vloeistof ingespoten.
Beleid. 2 tot 3 injecties met opklimmend interval.

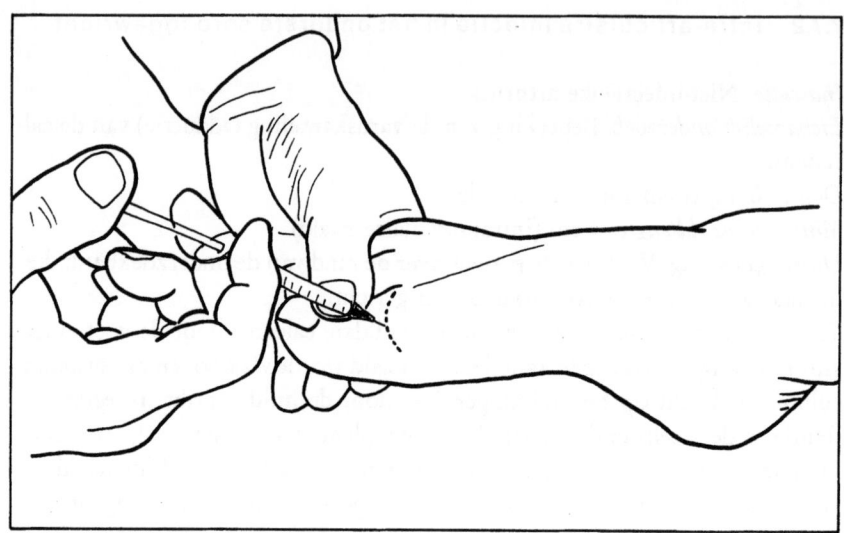

Figuur 7-21
Intra-articulaire injectie in het metatarsofalangeale-I gewricht.

7.7.3 Intra-articulaire injectie in het metatarsofalangeale-I gewricht

Indicatie. Capsulitis op basis van trauma of artrose.
Lichamelijk onderzoek. Pijnlijke beperking van de extensie (dorsaalflexie).
Dosis. 5 mg triamcinolonacetonide.
Minimale naaldlengte. Elke lengte is goed; gebruik een dunne naald.
Uitgangshouding. Patiënt zit op de onderzoekbank, knie gebogen, de voetzool plat op de onderlaag.
Techniek. Door enige tractie aan de grote teen uit te oefenen wordt het palperen van de gewrichtsspleet vergemakkelijkt. De naald wordt ingebracht waar de gewrichtsspleet het best voelbaar is.
Beleid. Meestal voldoen 1 tot 2 injecties. De recidiefkans is afhankelijk van de aard van de aandoening.

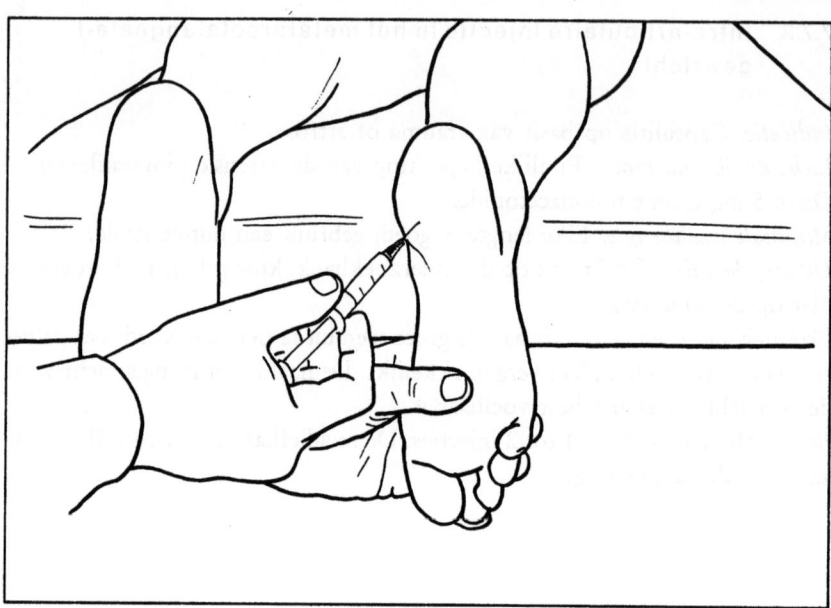

Figuur 7-22
Injectie in de fascia plantaris insertie.

7.7.4 Injectie in de fascia plantaris insertie

Indicatie. Fasciitis plantaris.
Lichamelijk onderzoek. De pijn is soms op te wekken door maximale dorsaalflexie in de enkel, gecombineerd met dorsaalflexie van de grote teen.
Dosis. 2 tot 3 ml lidocaïne 2% + 10 mg triamcinolonacetonide.
Minimale naaldlengte. 4 cm (intramusculaire naald).
Uitgangshouding. Patiënt in buikligging of rugligging.
Techniek. De naald wordt circa 2 cm distaal van het anteromediale aspect van de calcaneus ingebracht, in de richting van de origo van de fascia plantaris (de plaats van een eventueel 'hielspoor'). Door de steekrichting te variëren worden alle pijnpunten opgezocht en druppelsgewijs geïnfiltreerd.
Beleid. 2 tot 3 injecties moeten voldoende zijn; zo niet dan heeft voortzetting van de therapie geen zin.

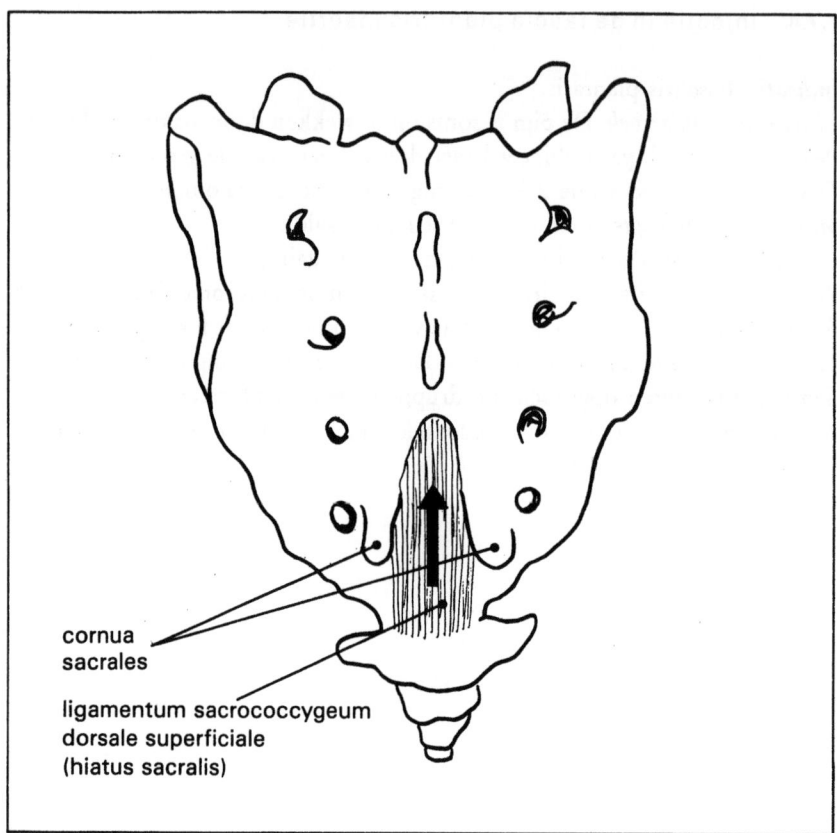

Figuur 7–23a

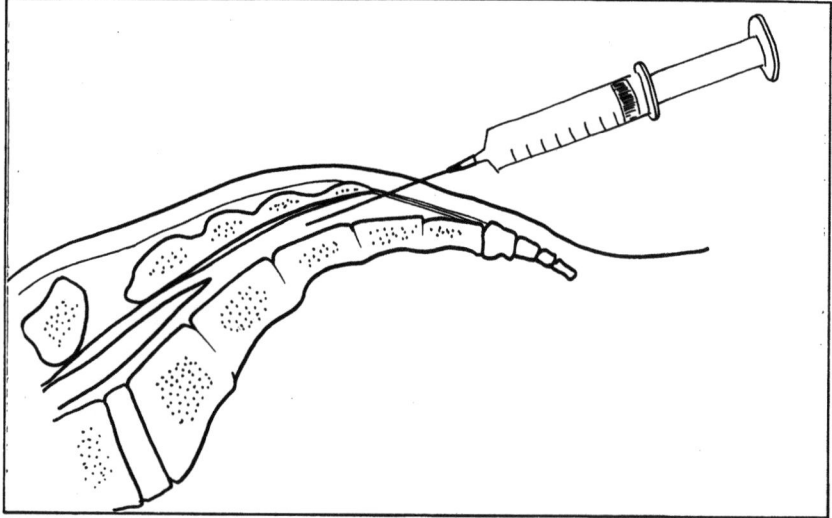

Figuur 7–23b
Caudale epidurale injectie.

7.8 Caudale epidurale injectie

Indicatie. Deze injectie kan worden geprobeerd bij alle typen lage rugklachten waarvoor andere therapieën hebben gefaald. Het effect moet na 1 tot 2 injecties duidelijk blijken, anders heeft voortzetting van de behandeling geen zin. Naar onze ervaring zijn de resultaten het gunstigst bij radiculaire syndromen, peristerende radiculaire pijn na HNP-operatie, spinale (neurogene) claudicatio en coccygodynie.
Lichamelijk onderzoek. Varieert afhankelijk van de aandoening. Vaak worden weinig specifieke afwijkingen gevonden.
Dosis. 20 ml lidocaïne 0,5% + 40 mg triamcinolonacetonide.
Minimale naaldlengte. 4 cm (intramusculaire naald).
Uitgangshouding. Patiënt in buikligging.
Techniek. Palpatie van de beide cornua sacrales; daartussen bevindt zich de hiatus sacralis (fig. 7–23a). De naald wordt 1 tot 2 cm distaal van de cornua, onder een hoek van 30–45° ingebracht, eerst snel door de huid en vervolgens met enige druk door het ligamentje dat de hiatus overdekt. Afhankelijk van de stand van het sacrum, die uitwendig niet altijd gemakkelijk is te schatten, moet de insteekrichting worden bijgesteld. Wanneer de naald eenmaal geheel in de diepte is verdwenen, wordt de injectie heel langzaam gegeven (duur van de injectie circa 4 minuten), ter voorkoming van duizeligheid. Tijdens de injectie voelt de patiënt soms de herkenbare pijn opkomen en later weer verdwijnen (ten gevolge van lokale anesthesie). Zodra de patiënt klaagt over duizeligheid, oorsuizen, zwarte vlekken zien en dergelijke de injectie onderbreken tot de klachten weer zijn verdwenen. Na afloop van de injectie de patiënt voorzichtig laten zitten en begeleiden bij het opstaan: soms is er sprake van duizeligheid en/of een slap gevoel in de benen.
Beleid. De patiënt wordt ontraden op weg naar huis zelf een auto te besturen. Een serie injecties met opklimmende intervallen, op geleide van vermindering van klachten, wordt aanbevolen. Verder beleid is afhankelijk van de aandoening.

Register

acromioclaviculair gewricht 13
acute bursitis subacromialis 16
afwikkelbalkje 61
AIDS 40
alcoholgebruik 23, 30
allopurinol 32, 33
analgetica 79
anemie 21, 23
antiflogistica 79
arthritis 14, 19
–, bacteriële 87
–, infectieuze 40
–, reumatoïde 26
arthritis psoriatica 29
artralgie 66, 72
artroscopie 28
artrose 14
–, ongecompliceerde 50
–, patellofemorale 51
atrofie 88

bacteriële arthritis 87
bandletsel 70
Bechterew, ziekte van 33
Besnier-Boeck, ziekte van 28
Borrelia burgdorferi 39
–, infectie 23
botsclerose, subchondrale 48
bursitis subacromialis, acute 16

calciumpyrofosfaat 47, 63
capsula fibrosa 19
capsulair patroon 14
capsulitis 14, 19, 20
carpale-tunnelsyndroom 64, 72
Chlamydia 39
–, infectie 28
chondrocalcinosis 63
colchicine 32
collageenvezels 46
compressieneuropathie 9, 53

corpus liberum 53
corticosteroïden 83, 88
corticosteroïdinjectie 70
coxartrose 59, 61
crepitatie 50, 51
Cushing, syndroom van 86

défense musculaire 51
dérangement interne 9, 16, 53, 62
desinfectie 89
–, huid 94
diabetes mellitus 23
distractietest *zie* gapping test
drukpijn 12

exostose, Haglundse 69

fenylbutazonderivaat 38
fibromyalgie 74
flush 86
fractuur, intra-articulair 49
fysiotherapie 79

gapping test 35, 36
gewrichtspunctie 25, 70
gonorroe 28

habitus, hypermobiele 54
Haglundse exostose 69
hallux rigidus 59
hallux valgus 69
halskraag 61, 64
hemiparese 20
hemochromatosis 28
hemofilie 49
HLA-B27 37
huid, desinfectie 94
hydrops 11, 51
hypermobiele habitus 54
hypermobiliteit 16, 53

infectieuze arthritis 40
inflammatore darmziekte 23
influenza, vaccinatie 39
injectie
–, corticosteroïd 70, 83, 88
–, intra-articulair 93
–, periarticulair 93
insertietendopathie 67
instabiliteit 9, 16, 53, 70
intra-articulaire fractuur 49
intra-articulaire injectie 93
iridocyclitis 23, 24
ischialgie 66

jicht 23
–, acute aanval 32
–, pseudo- 63

kapselverdikking 11, 51
kapselzwelling 51
katabool effect 88
koeling 78
korset 61, 64
kraakbeenmatrix 46
kristalsynoviitis

leukemie 40
leukocytose 21, 24, 40
leukopenie 24
lokaal-anaesthetica 81
lupus erythematodes 23, 24, 40
Lyme disease 23, 28, 39

manuele therapie 79
medicatie, urinezuurverlagend 31
membrana synovialis 19
menstruatiestoornis 86
monoarthritis 22
myalgie 66, 72

nierinsufficiëntie 23
nierstenen 32
noduli 27
non-steroidal anti-inflammatory drug zie
    NSAID
NSAID 32, 34, 38, 79

ochtendstijfheid 50
oligoarthritis 22
ondervoeding 40
ongecompliceerde artrose 50
osteofyten 47, 48
overbelasting 10, 67

painful arc 16, 17
palpatie 11
patellofemorale artrose 51
peesschedeontsteking 69
periarticulaire injectie 93
polyarthritis 22
pseudo-jicht 63
psoriasis 23, 29

reuma, weke-delen- 65, 66
reumaserologie 27
reumatoïde arthritis (RA) 26
röntgenonderzoek 24, 36, 52
rubella 39
rust 78, 91

sacroiliitis 22, 35
Salmonella 39
sclerose 48
scoliose 11
serumeiwit 24
Shigella 39
slijmbeursontsteking 69
spalk 61
spieratrofie 11
spierletsel 71
spierpijn 73
startstijfheid 50
subchondrale botsclerose 48
synoviale vloeistof 25
synoviitis 19, 21
synoviumbiopsie 28

tendinitis 66, 67
tenniselleboog 14, 67
tractie 20
trombocytose 24
tuberculose 28, 41

urinezuurverlagende medicatie 31

vaccinatie, influenza 39

warmteapplicatie 78
weerstandstest 13, 16, 17, 68
weke-delenreuma 65, 66

Yersinia enterocolitica 39

zweepslag 71

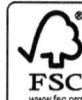

If you have any concerns about our products,
you can contact us on
ProductSafety@springernature.com

In case Publisher is established outside the EU,
the EU authorized representative is:
**Springer Nature Customer Service Center GmbH
Europaplatz 3, 69115 Heidelberg, Germany**

Printed by Libri Plureos GmbH
in Hamburg, Germany